漫画万物简史

千万不能没有疼痛

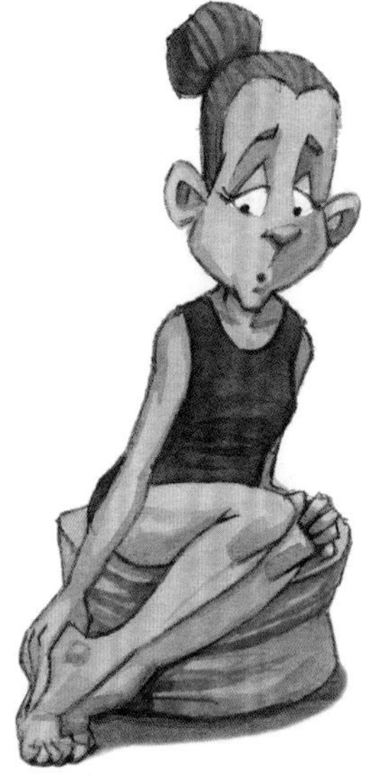

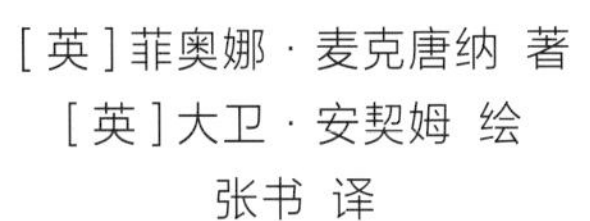

[英]菲奥娜·麦克唐纳 著
[英]大卫·安契姆 绘
张书 译

中信出版集团|北京

图书在版编目（CIP）数据

千万不能没有疼痛 /（英）菲奥娜·麦克唐纳著；（英）大卫·安契姆绘；张书译 . -- 北京：中信出版社，2022.6（2022.8重印）
（漫画万物简史）
书名原文：You Wouldn't Want to Live Without Pain！
ISBN 978-7-5217-4051-6

Ⅰ . ①千… Ⅱ . ①菲… ②大… ③张… Ⅲ . ①疼痛–青少年读物 Ⅳ . ① R441.1-49

中国版本图书馆 CIP 数据核字 (2022) 第 035797 号

千万不能没有疼痛
（漫画万物简史）

著　　者：［英］菲奥娜・麦克唐纳
绘　　者：［英］大卫・安契姆
译　　者：张　书
出版发行：中信出版集团股份有限公司
（北京市朝阳区惠新东街甲 4 号富盛大厦 2 座　邮编　100029）
承 印 者：北京尚唐印刷包装有限公司

开　　本：889mm × 1194mm　1/20　　印　　张：2　　字　　数：65 千字
版　　次：2022 年 6 月第 1 版　　印　　次：2022 年 8 月第 2 次印刷
京权图字：01-2022-1462
书　　号：ISBN 978-7-5217-4051-6
定　　价：18.00 元

出　　品：中信儿童书店
图书策划：火麒麟
策划编辑：范　萍
执行策划编辑：郭雅亭
责任编辑：袁　慧
营销编辑：杨　扬
封面设计：佟　坤
内文排版：柒拾叁号工作室

服务热线：400-600-8099
投稿邮箱：author@citicpub.com

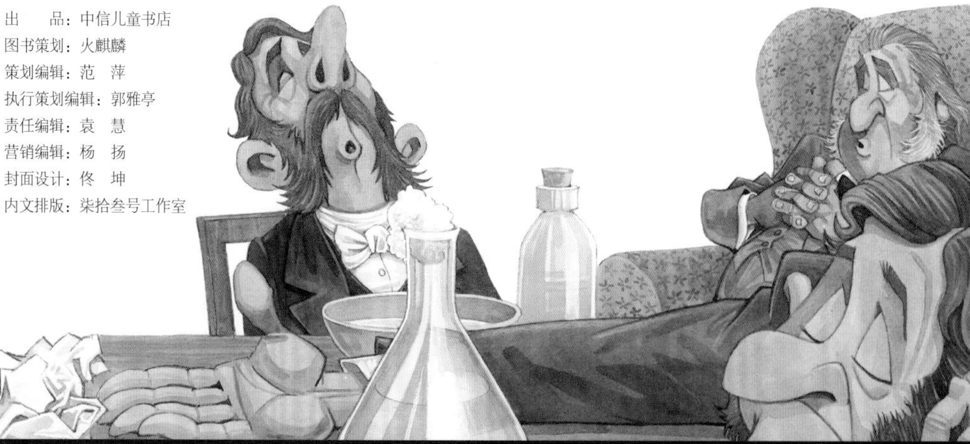

疼痛也许是疾病的信号！

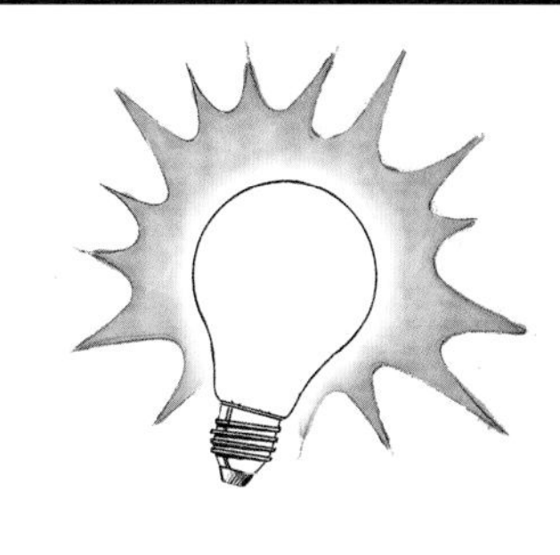

有些疼痛可能是重大疾病或受伤的信号，比如：

· 事故或摔倒后的剧烈疼痛。

· 手臂或腿部出现疼痛并伴随无力或麻木。

· 胸口疼痛，尤其是向手臂或咽喉方向的放射性疼痛。

· 剧烈的头痛并伴有颈部僵硬，或皮疹，或对光敏感。

· 剧烈的胃痛。

请千万记得，这本书并不是专业的医学书！

本书的文字内容及图片仅用于丰富你的知识、满足你的好奇心，并不是专业的医疗建议。如有任何身体不适，请咨询医生、护士或其他专业人士。

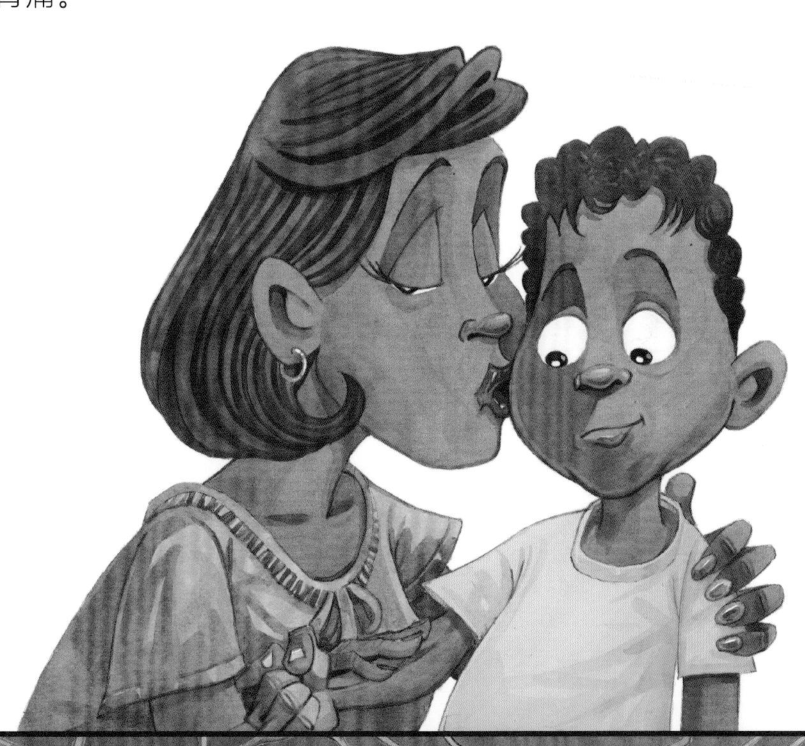

疼痛大事记

约公元前4000年

今中东地区农民用罂粟来止疼。

约公元前3000年

中国古人发明了针灸疗法。

约公元前400年

古希腊名医希波克拉底认为，人体的四种体液（力量）不平衡时就会生病。

约1000年

学者伊本·西拿是最早发现疼痛是由身体内部变化引起的人之一。

1世纪到1500年

基督教医生认为疼痛是来自上帝的惩罚。

约16世纪

欧洲的医生开始解剖人体，用科学方法研究疼痛。

约1637年

法国哲学家勒内·笛卡儿提出神经将外界刺激传递至大脑。

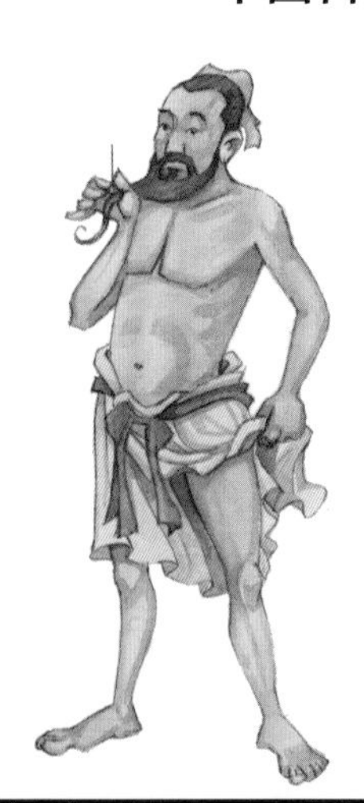

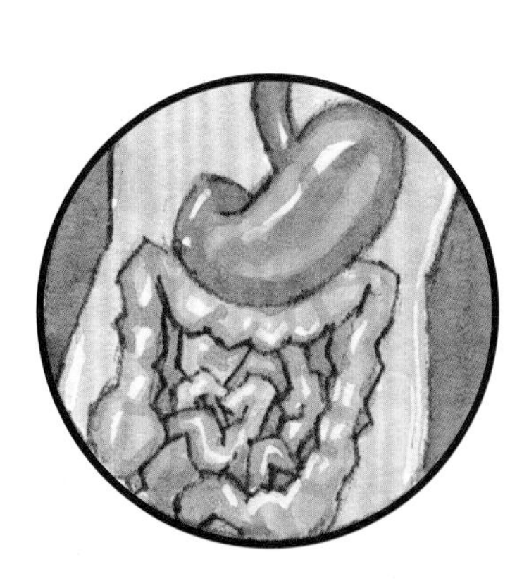

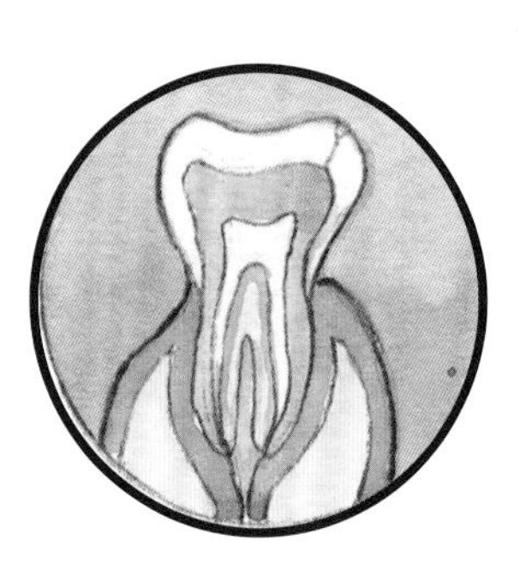

20 世纪 50 年代

美国科学家证明思想和情绪能影响疼痛，所以疼痛并非完全是生理性的。

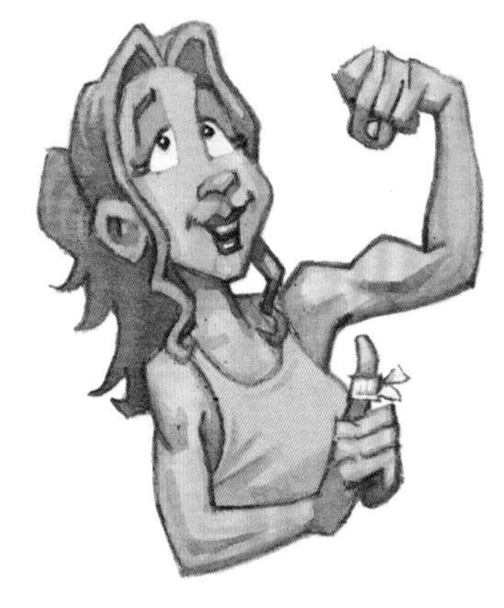

19 世纪 40 年代

麻醉剂首次使分娩、牙科手术和外科手术不再疼痛。

20 世纪 90 年代

美国科学家发现男性和女性对疼痛的感受是不一样的。

19 世纪 80 年代

首次发现神经元——传递信号的神经构造。

2007 年

医生借助脑部扫描设备来研究大脑，以及大脑对疼痛信号的处理。

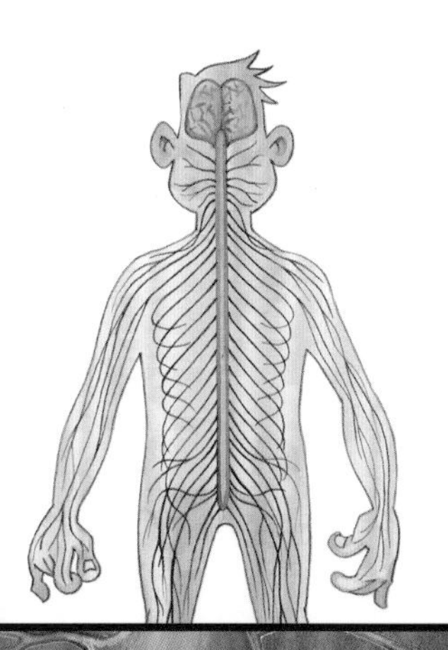

20 世纪 80 年代

中国和美国的研究者发现持续的疼痛会改变大脑中的神经元，并使得痛感更强烈。

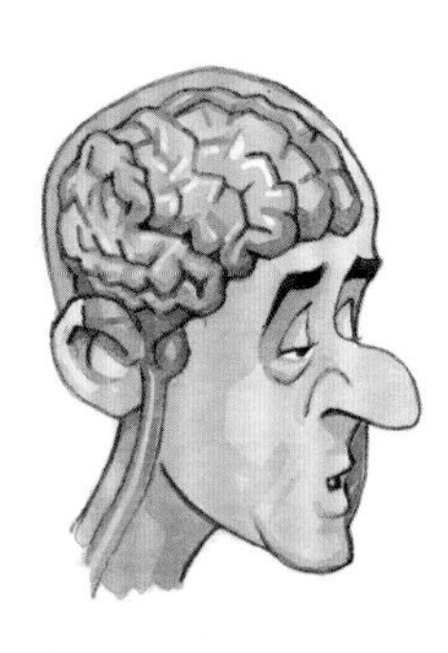

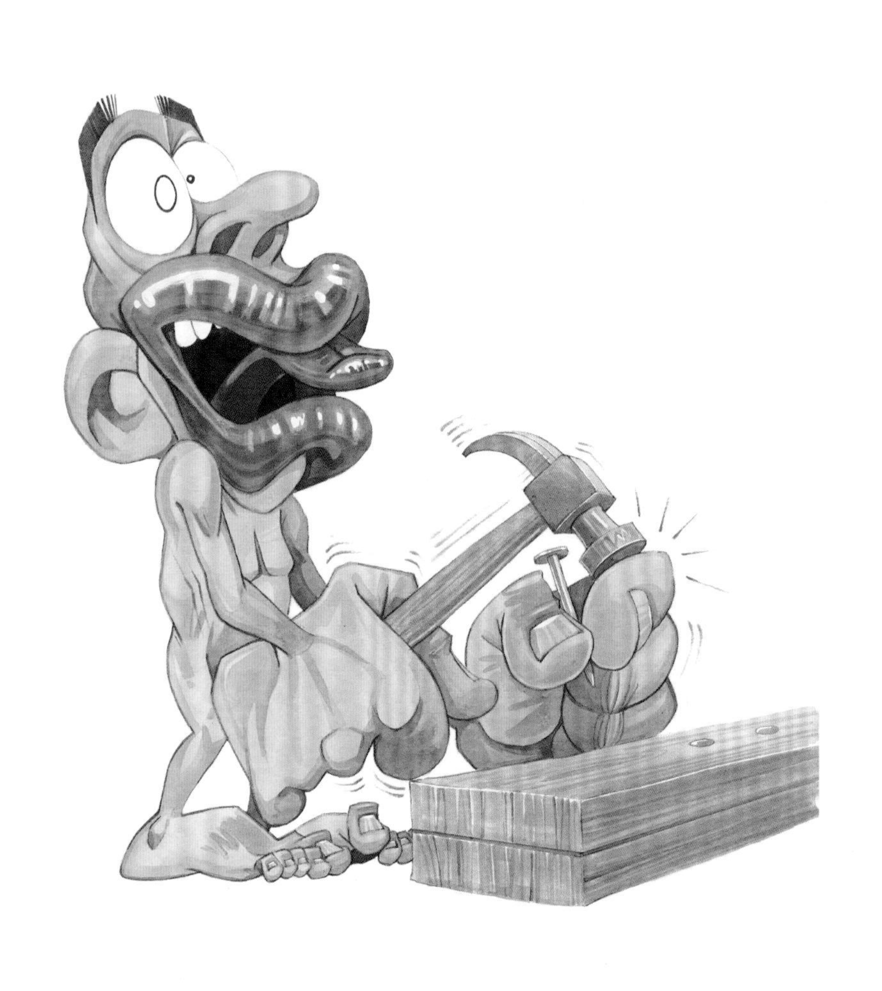

目录

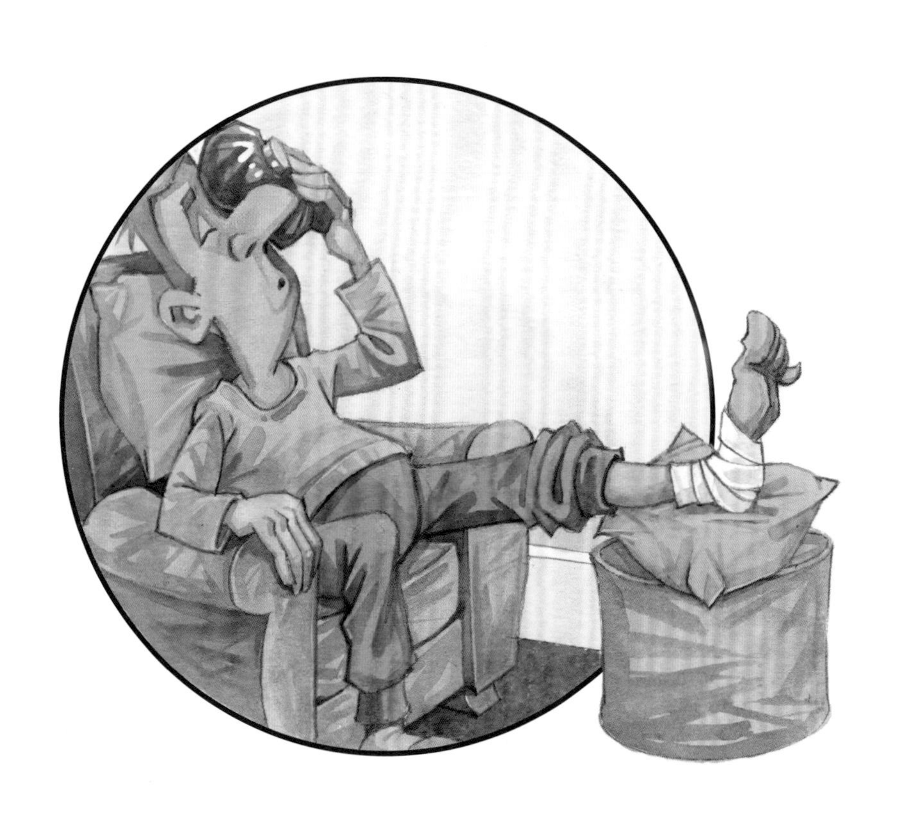

导言

假如这是一个没有疼痛的世界，在这里你再也不用遭受头痛、胃痛或牙痛的折磨！但你碰到滚烫的物体，或者不小心划破手指，又或者不小心摔倒时，也都没有任何感觉了！没有疼痛的世界听起来也许不错，但会引起灾难性的后果。为什么？因为疼痛的存在是有原因的！要是你不小心割破了手却没有疼痛提醒，伤口得不到及时处理就会发生感染，身体就会生病，而你根本不知道是怎么回事！如果没有了疼痛，我们都会有生命危险，寿命可能都要缩减，身体也会经常发病，可能还会失去生活热情。正是基于以上种种原因，你肯定不愿意生活在没有疼痛的世界中。接下来让我们一起去探索更多关于疼痛的秘密吧！

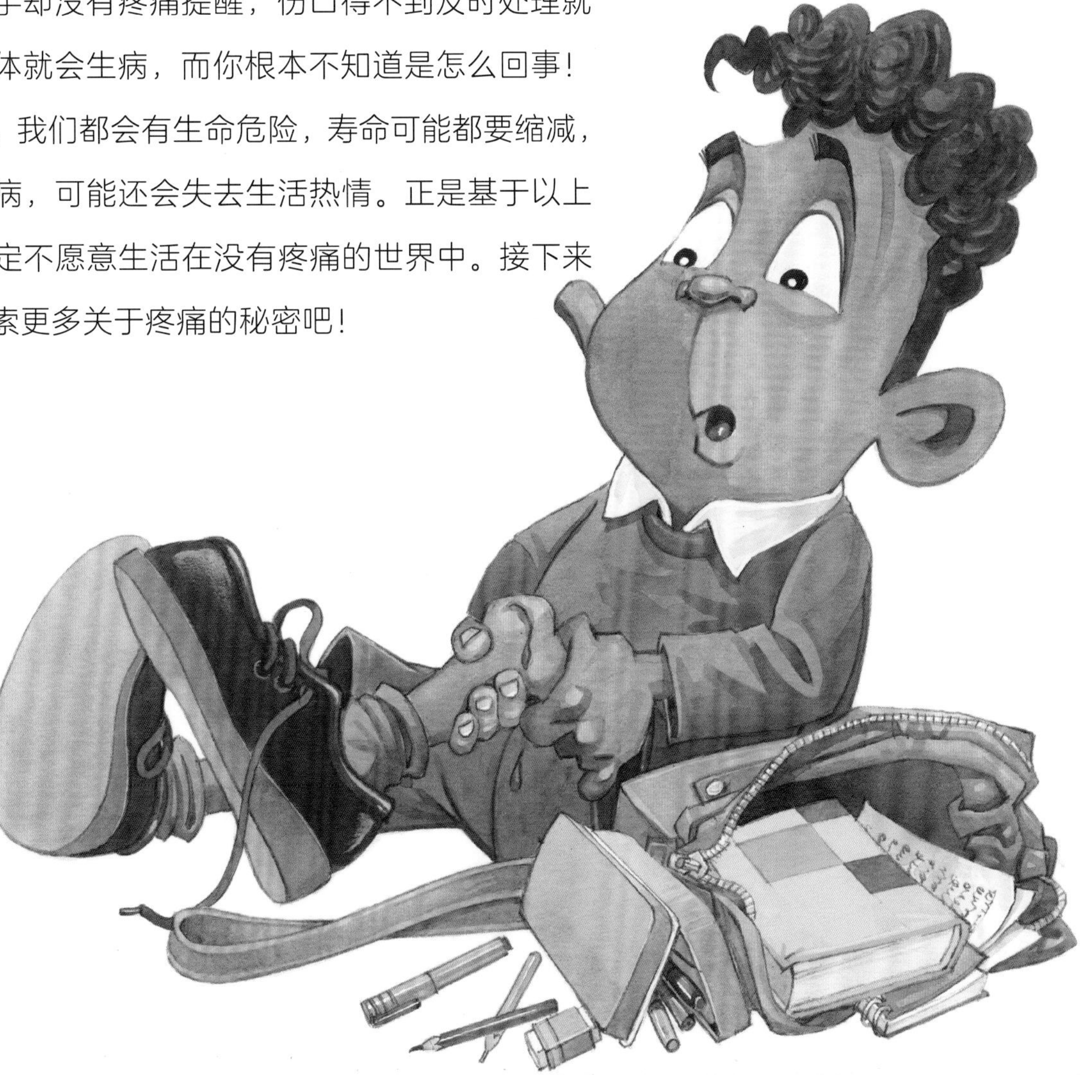

身体内部的问题会引发重度的钝痛，痛感会扩散至全身较大范围。

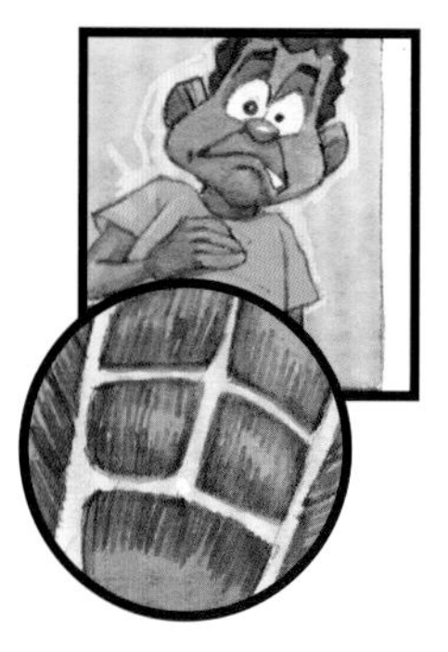

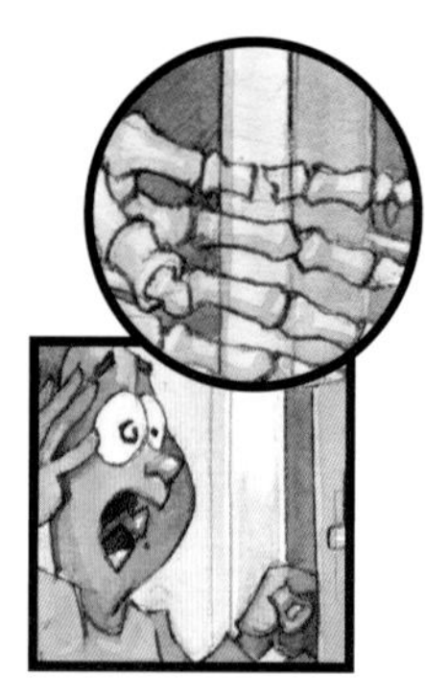

撞击。撞到四肢或发生骨折会引发剧烈的钻痛，这种强烈的疼痛甚至会导致呕吐。

刺痛。触碰牙齿上的或其他部位的受损神经会有一种灼烧似的刺痛感，好像被电击一样。

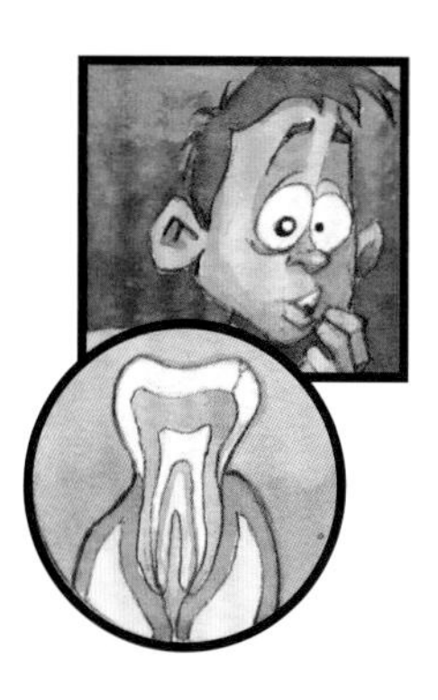

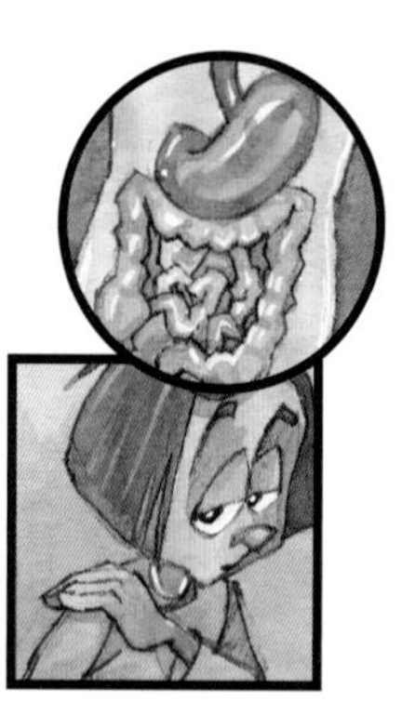

谜一般的痛。有时身体某处感到疼痛，而疼痛的实际位置却在另一部位，这是因为痛感信号在传递到大脑的过程中被弄混了。

生活总有疼痛相伴

疼痛是生活的一部分，几乎所有人都体会过疼痛。有的疼痛轻微而短暂，有的疼痛严重而持久。有突然而来的剧痛，也有隔三岔五的钝痛。有的是隐痛，有的是刺痛，有的是钻痛，有的是搏动性疼痛，有的是挤压感，有的是灼烧感。各种各样的情况都可能引发疼痛：车祸、疾病、刀伤、扭伤、跌倒、打架或者被咬伤。不过，大多数疼痛都发生在普通的日常活动中，全世界数百万人遭受的疼痛是稍加留意便可以避免的，说起来真有些遗憾！

坐直了，
别驼背！
马尾辫扎得太紧
也会痛。
鞋不合脚？
那真是痛得要命！
眼睛疲劳吗？
该换眼镜了吧！
弯腰的姿势不当
会导致背痛。
垃圾食品会让
你消化不良而
致胃痛！

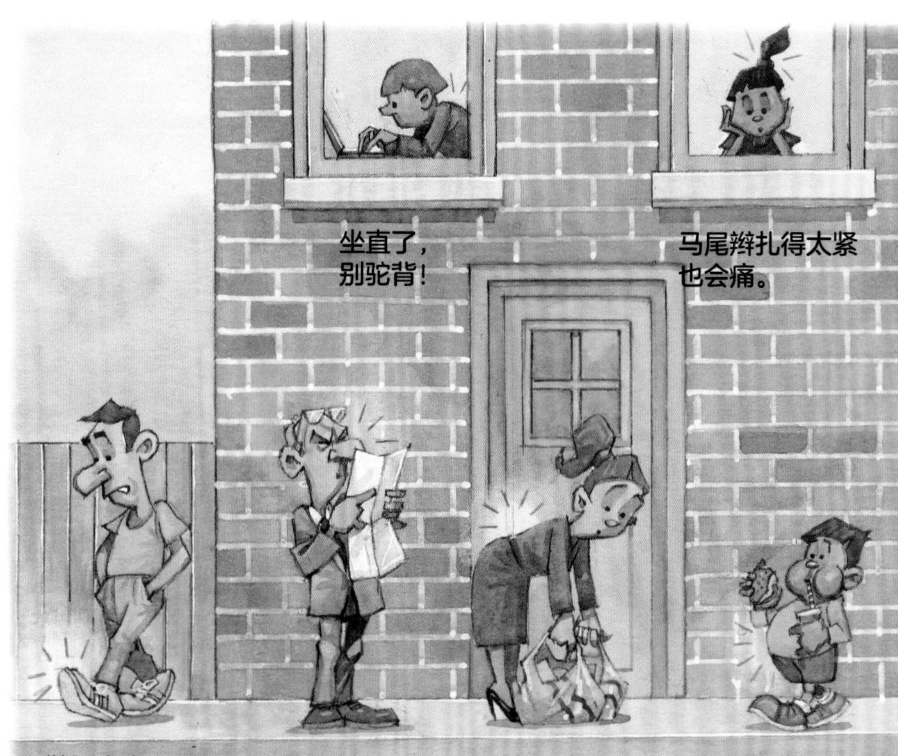

看这里！

别做“周末勇士”！

平时不锻炼、周末突击运动的人就是医生眼里的“周末勇士”，这样运动很容易造成骨折和肌肉拉伤，而且疼得厉害。

马拉松

小疼痛，大问题。

你可能对有些日常反复的疼痛早就不屑一顾了，但这可不是闹着玩的事！

2013 年，英国的员工因日常疼痛请假耽误的工作时间合计有 3100 万天，其中最常见的病假原因是背部疼痛、颈部疼痛和肌肉疼痛。

2013 年，英国员工请假不上班的天数是美国员工的两倍。

2009 年，近半数的美国成年人认为他们的工作和生活受到了疼痛的困扰。

2009 年，4200 万美国人称曾因疼痛而影响睡眠。

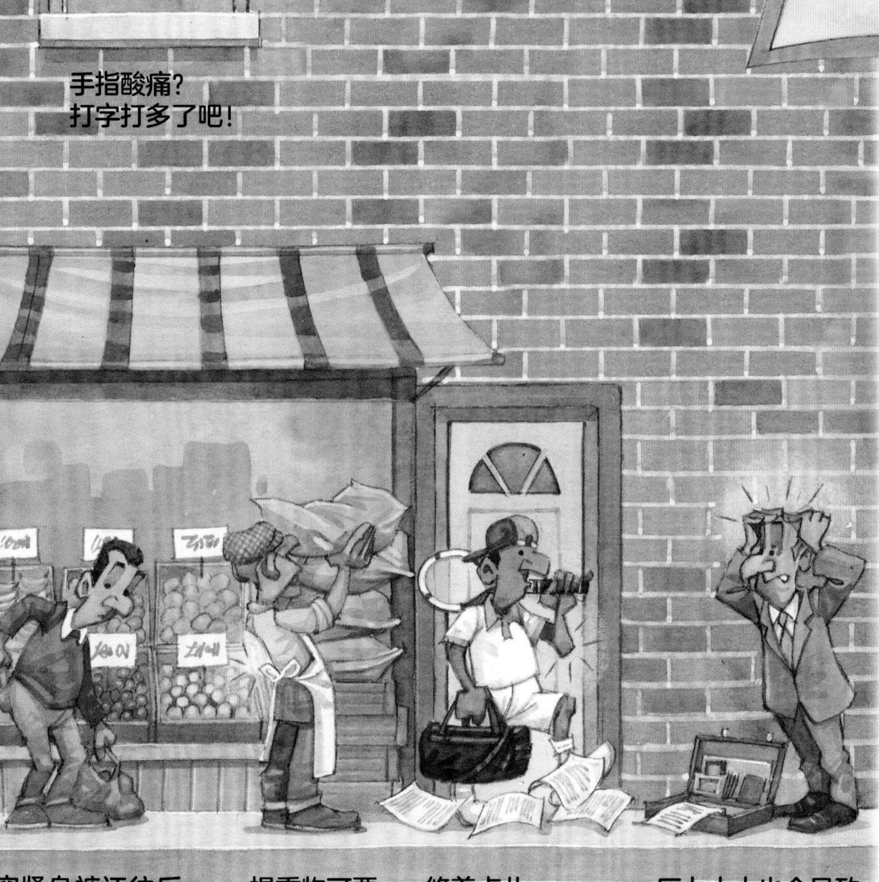

穿紧身裤还往后兜里塞个鼓鼓囊囊的大钱包，当心把你挤疼了！

提重物可要小心为妙！

悠着点儿，运动时当心受伤。

压力太大也会导致肌肉紧张和酸疼。

疼痛的过往

很久以前，人们深受疼痛折磨。那时，没有这么多医院，护士和医生也紧缺，更没有安全又平价的止痛药物。人们甚至认为疼痛是因为自己犯了错。英文中的疼痛（pain）一词来源于古罗马，原意是命运、自然或神灵施加的惩罚。几千年后，现在的人们对疼痛的观念早已发生了巨大转变。医生和科学家证实了疼痛是由人体本身受到伤害或干扰引起的，而非外部力量左右。

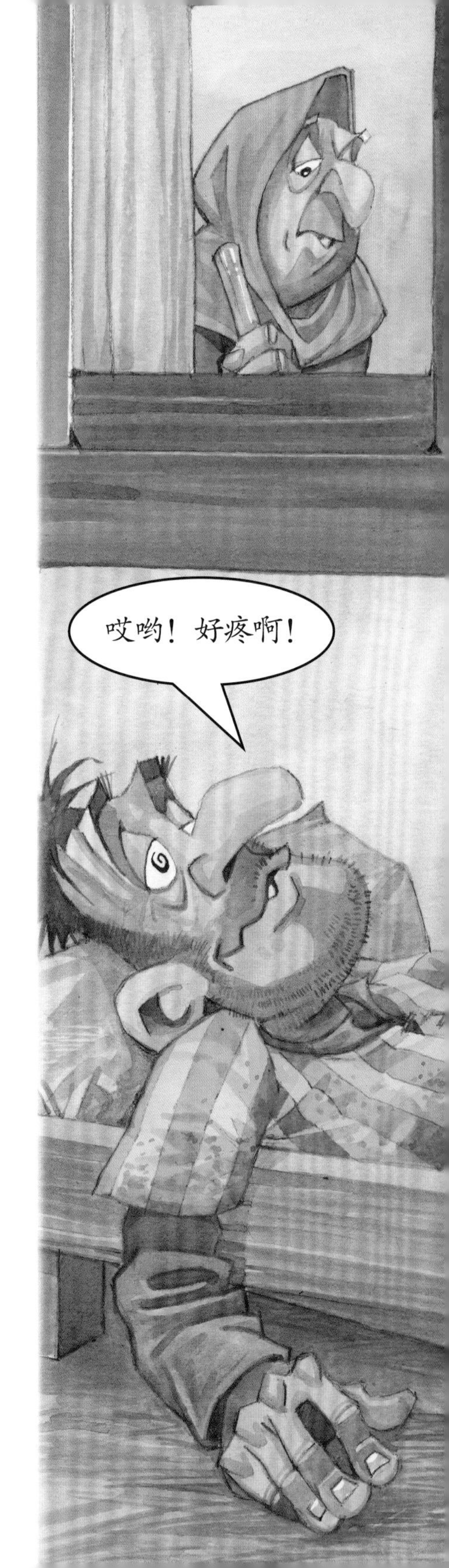

自食其果。古代印度教徒信奉“羯磨”：善行终得回报，恶行必遭惩罚。类似于我们现在常说的“善有善报，恶有恶报”。

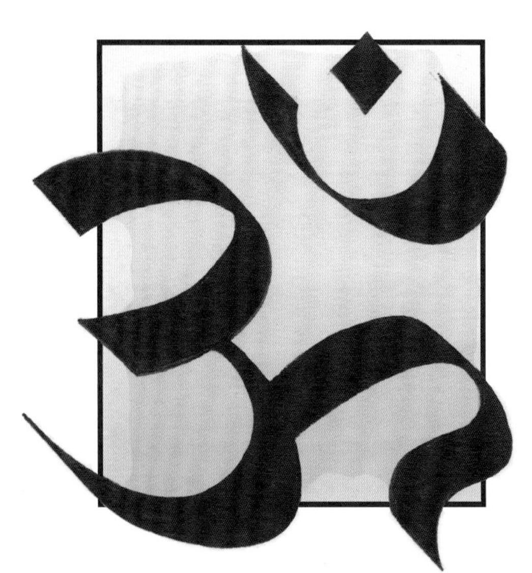

痛由心生。古希腊哲学家柏拉图认为疼痛不是惩罚，也非身体的感受，而是心之所想，他称之为“灵魂的激情”。

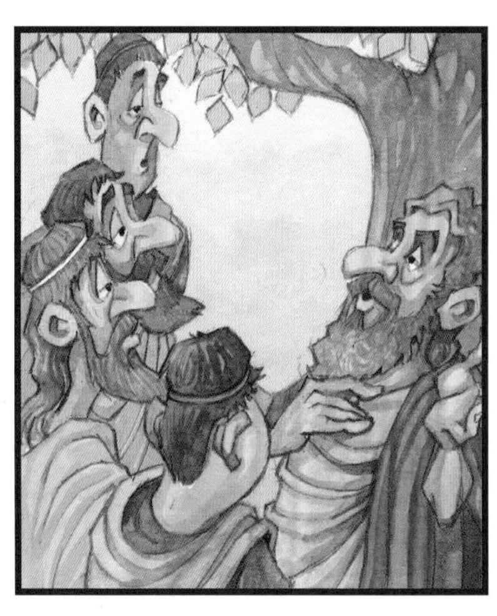

原来如此！

数百年来，世界各地都利用疼痛来折磨囚徒或惩罚罪犯。但是1791年，美国宪法第八修正案规定了“禁止施予残酷和异常的刑罚”。

了不起的医生。学者伊本·西拿（980—1037年）是最早发现身体伤病引发疼痛的先驱人物之一。

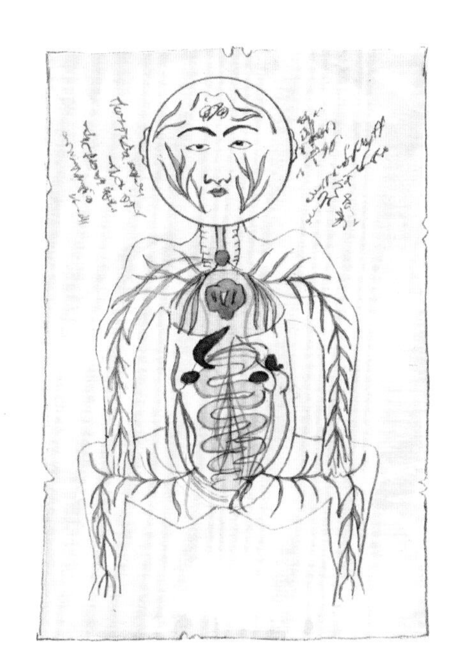

疼痛机制。法国科学家勒内·笛卡儿提出，疼痛是一个过程，也就是身体中一系列传递感觉的运动。他生动地将其描述为“想象手里握着一根连接到大脑的绳子。如果手被锤子砸伤，手会因疼痛而颤抖，绳子也就摇晃起来，最后摇响大脑中的铃铛”。

痛觉的传递

“哎哟，疼死了！”你有多少次痛到喊出声来？你也许体会过疼痛的滋味，但你是否了解痛觉是怎么产生的？痛觉的机制和五感（视觉、听觉、嗅觉、味觉和触觉）中的触觉比较类似。痛觉的产生是因为神经元（神经系统中最基本的构造和机能单位）受到冷、热、压力、外界伤害或者疾病的刺激，神经元发出信号并通过神经传递给脊髓最后传到大脑。大脑接收并识别信号后，我们就感到了疼痛。

各种感觉全靠它！ 人类的神经系统主要由大脑、脊髓和神经（由大量神经纤维及周围组织聚集而成）组成。没有神经系统，我们就没有视觉、听觉、嗅觉、味觉和触觉，也不能运动或者感知疼痛。

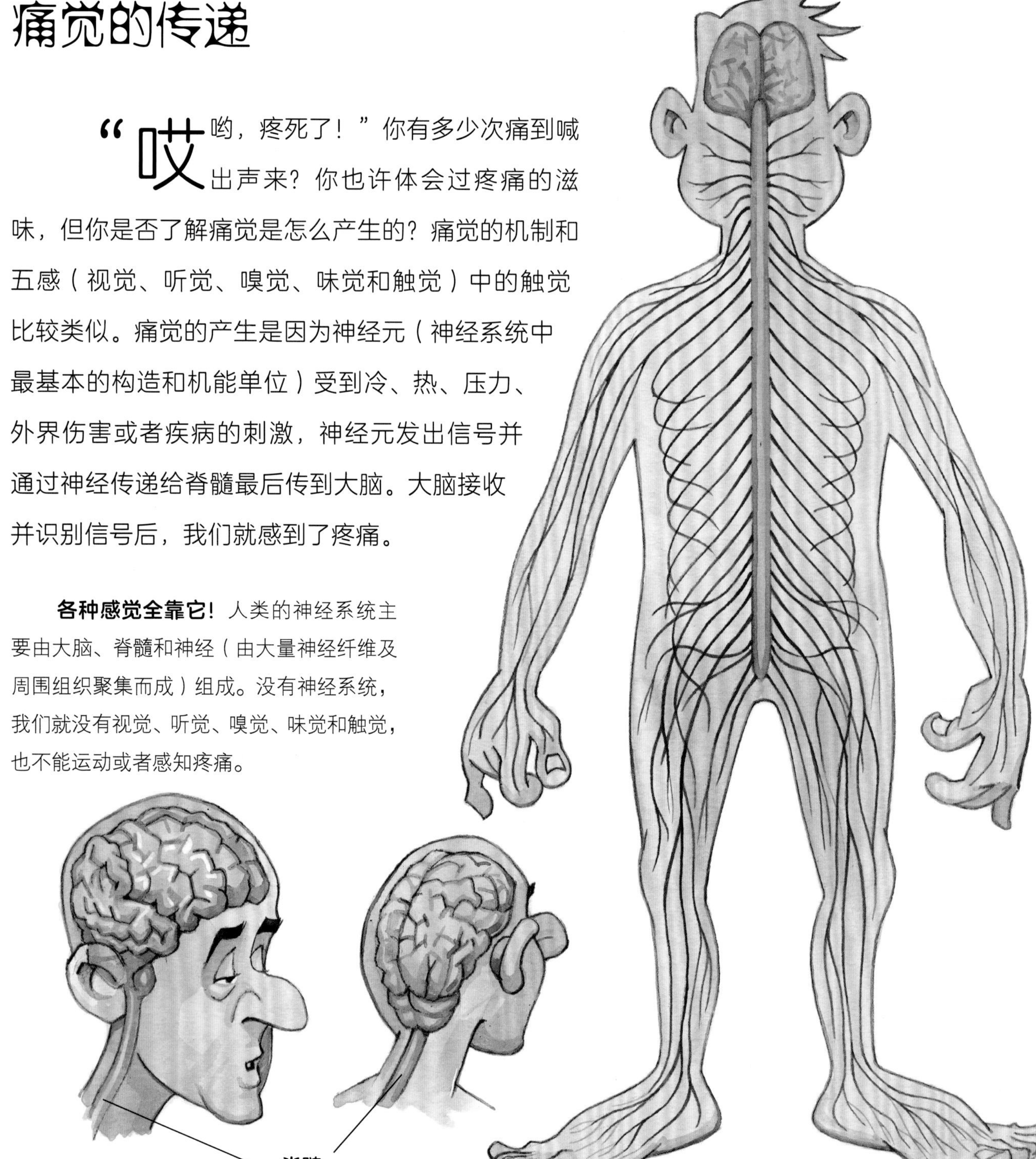

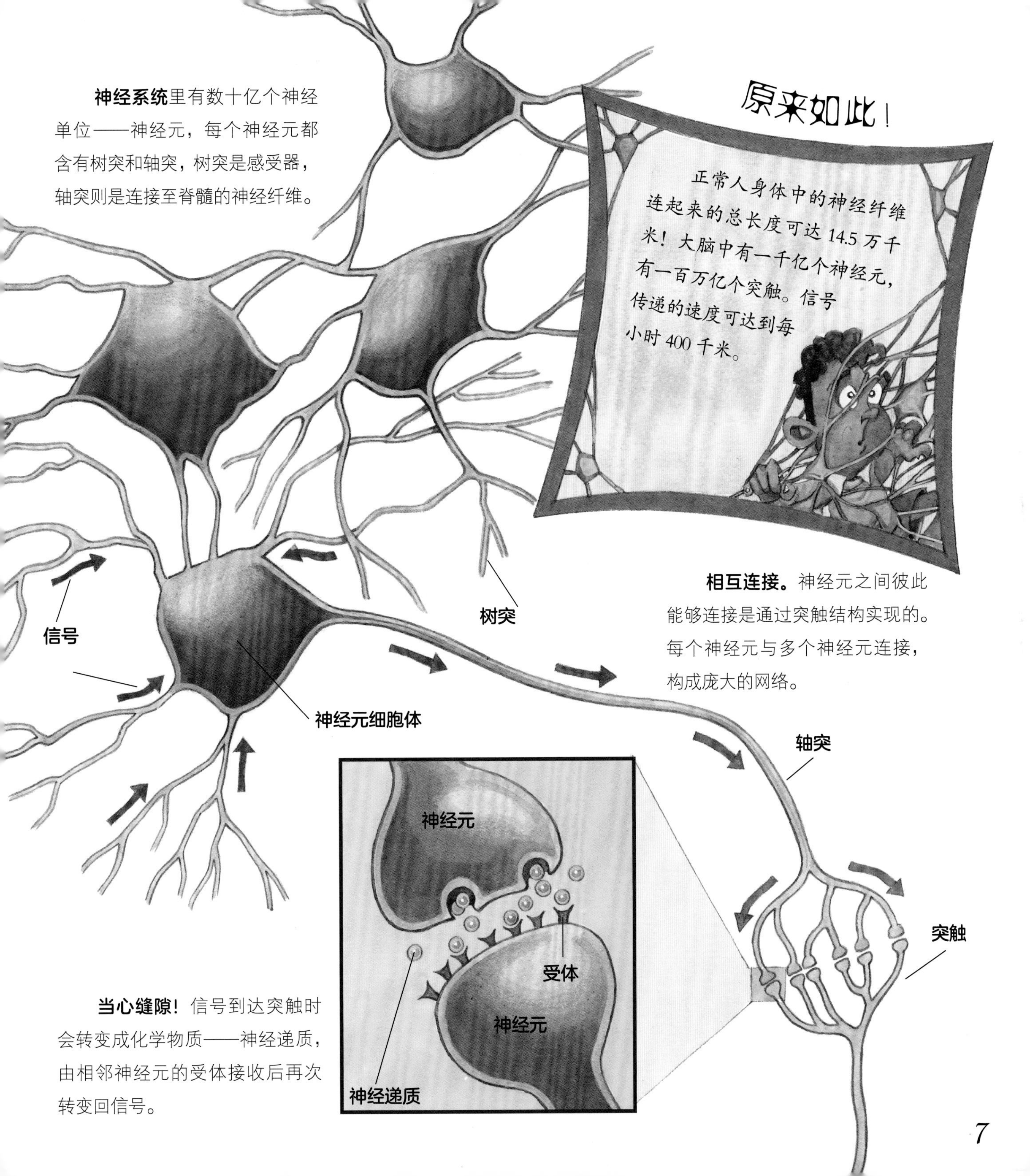
神经系统里有数十亿个神经单位——神经元，每个神经元都含有树突和轴突，树突是感受器，轴突则是连接至脊髓的神经纤维。
原来如此！
正常人身体中的神经纤维连起来的总长度可达 14.5 万千米！大脑中有一千亿个神经元，有一百万亿个突触。信号传递的速度可达到每小时 400 千米。
信号
树突
神经元细胞体
相互连接。神经元之间彼此能够连接是通过突触结构实现的。每个神经元与多个神经元连接，构成庞大的网络。
轴突
神经元
突触
受体
神经元
当心缝隙！信号到达突触时会转变成化学物质——神经递质，由相邻神经元的受体接收后再次转变回信号。
神经递质

疼痛的种类

我们现在知道了神经元负责传递疼痛信号，但是人体为什么能区分温柔的爱抚与拳头的攻击呢？答案是：神经元也有很多种类！有些只能感受到轻柔的触压，传递愉悦的信号。有些只能觉察突然而来的剧痛，传递疼痛的信号。那么问题又来了，为什么有时候只是轻轻划伤了手指，却觉得特别疼呢？那是因为树突（神经末梢）并不是均匀分布在人体中的，嘴唇或指尖上就分布得最为密集！

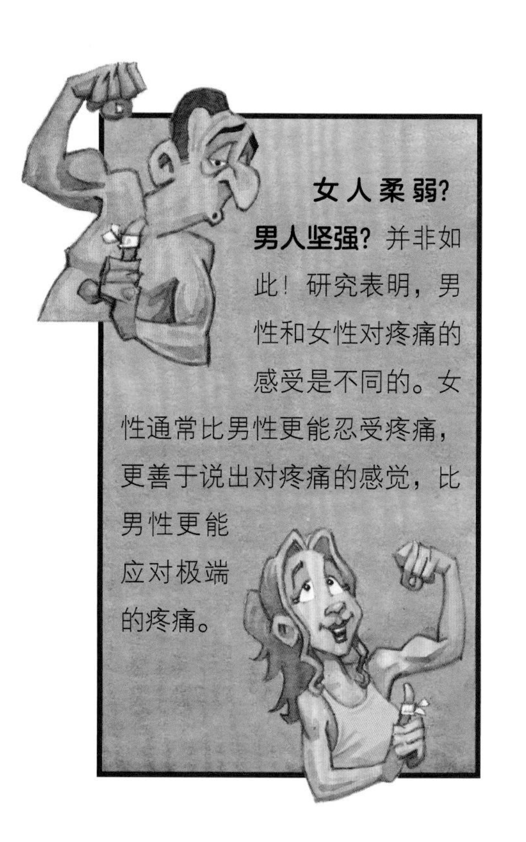

女人柔弱？男人坚强？并非如此！研究表明，男性和女性对疼痛的感受是不同的。女性通常比男性更能忍受疼痛，更善于说出对疼痛的感觉，比男性更能应对极端的疼痛。

神经纤维各司其职

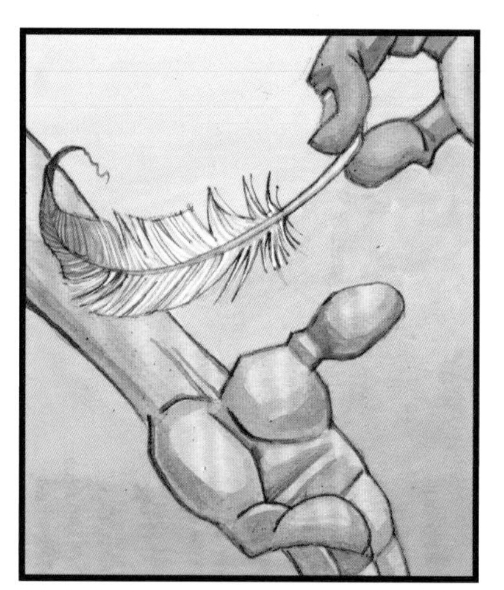

温柔的触碰。Aβ 类神经纤维很敏感，能够传导轻微刺激发出的电信号，比如轻轻地挠痒痒。

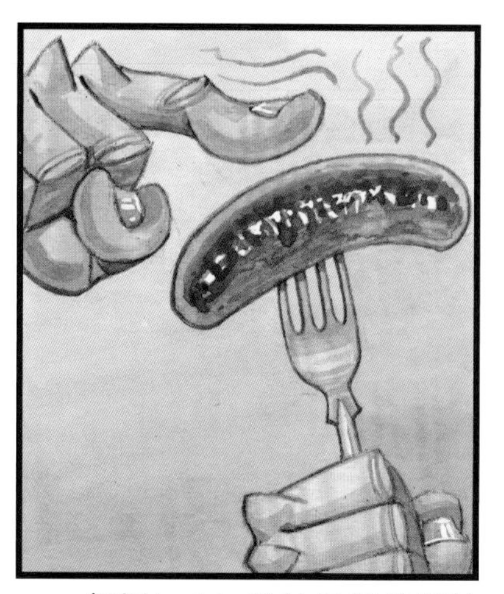

好烫！ Aδ 类神经纤维能够觉察冷热和突然的高强度运动，负责传导高温等引发的痛觉。

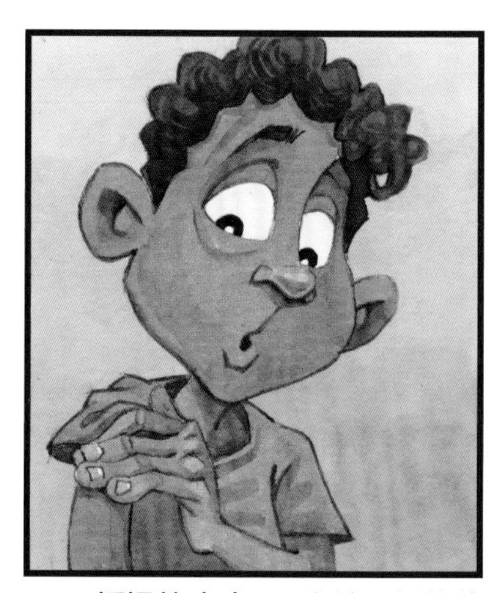

缓慢的疼痛。C 类神经纤维传导有害化学物、高温、压觉的信号，但是过程比较缓慢。所以，有些疼痛可以持续很久，比如瘀伤。

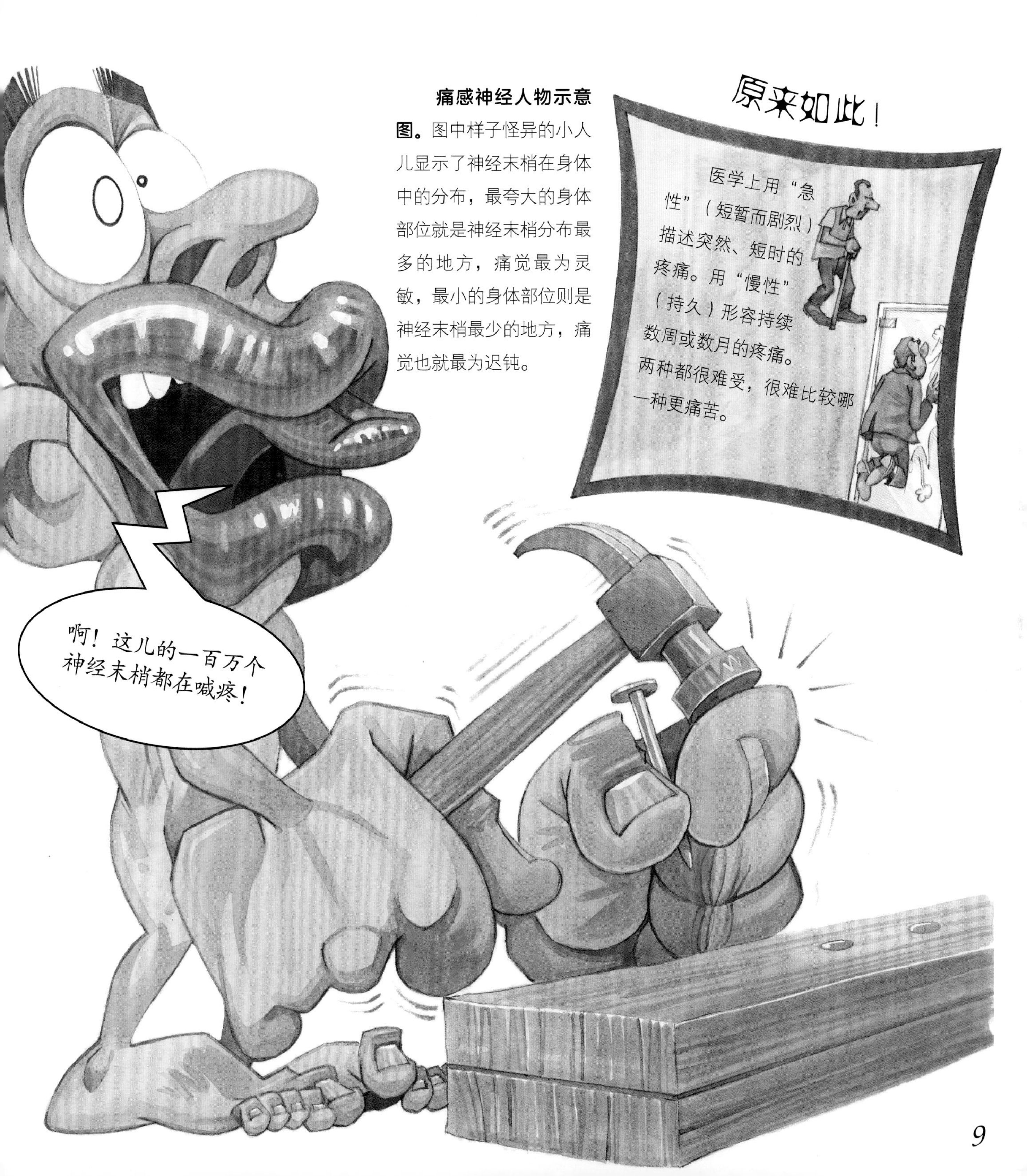

痛感神经人物示意图。图中样子怪异的小人儿显示了神经末梢在身体中的分布，最夸大的身体部位就是神经末梢分布最多的地方，痛觉最为灵敏，最小的身体部位则是神经末梢最少的地方，痛觉也就最为迟钝。

原来如此！

医学上用“急性”（短暂而剧烈）描述突然、短时的疼痛。用“慢性”（持久）形容持续数周或数月的疼痛。两种都很难受，很难比较哪一种更痛苦。

不同的人，不同的疼

人类的神经系统都是相似的，但每个人对疼痛的反应有所不同。换句话说，自己的痛只有自己知道。为什么会这样？一部分原因是人体本身的构造不同。有些人对疼痛敏感，有些人对疼痛迟钝。不过主要的原因是，我们对疼痛的感知不仅来源于身体，还来源于大脑。大脑接收到神经元传递的信号后，根据头脑中的想法、认知、记忆、希望和恐惧等进行进一步加工，形成每个人独特的疼痛感受。

超乎痛的精神力量

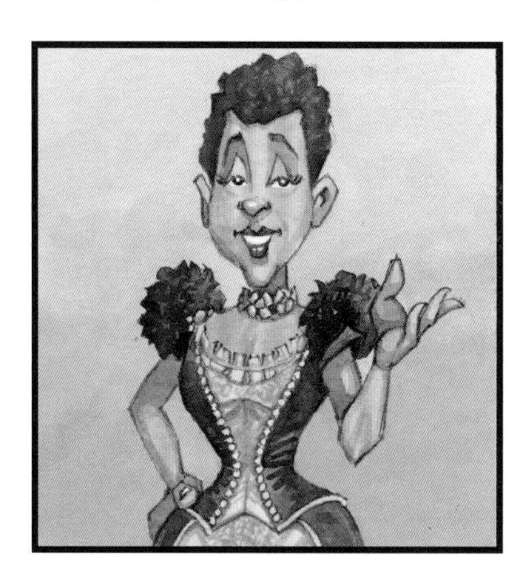

很久以前，**漂亮姑娘**为了凸显纤细的腰身，情愿被束缚在紧紧的塑身衣中。她们认为“变美就得付出代价”。

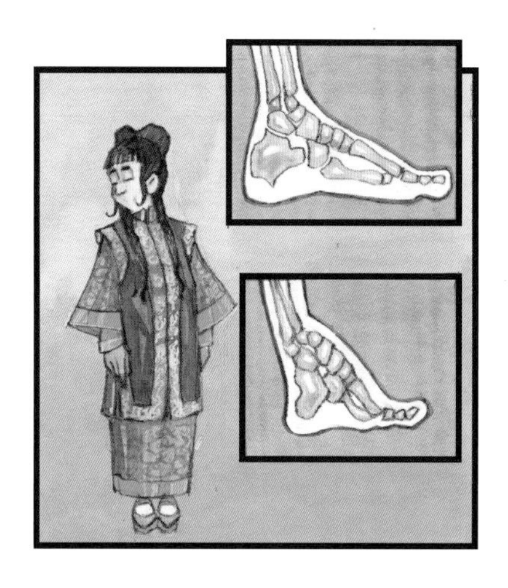

三寸金莲。在古代中国，母亲要为女儿缠足，将脚束缚成小脚丫，名为“莲花脚”。这项残忍的习俗一直到1912年才被正式废除。

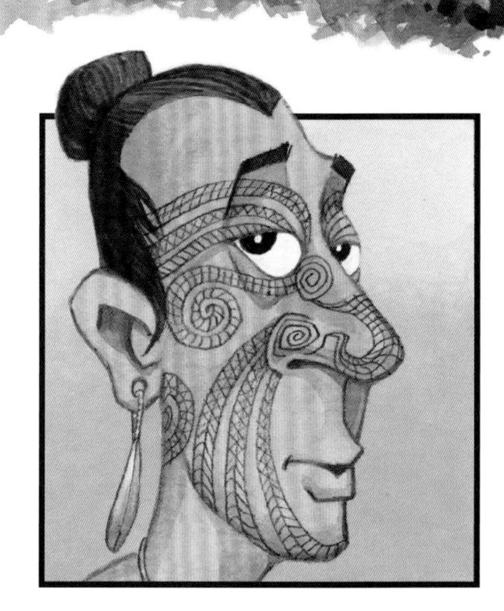

别致的妆。很多人愿意忍受巨大的痛苦，只为点缀自己的皮肤。新西兰的毛利人就有把脸部文身当作地位和权力象征的传统。

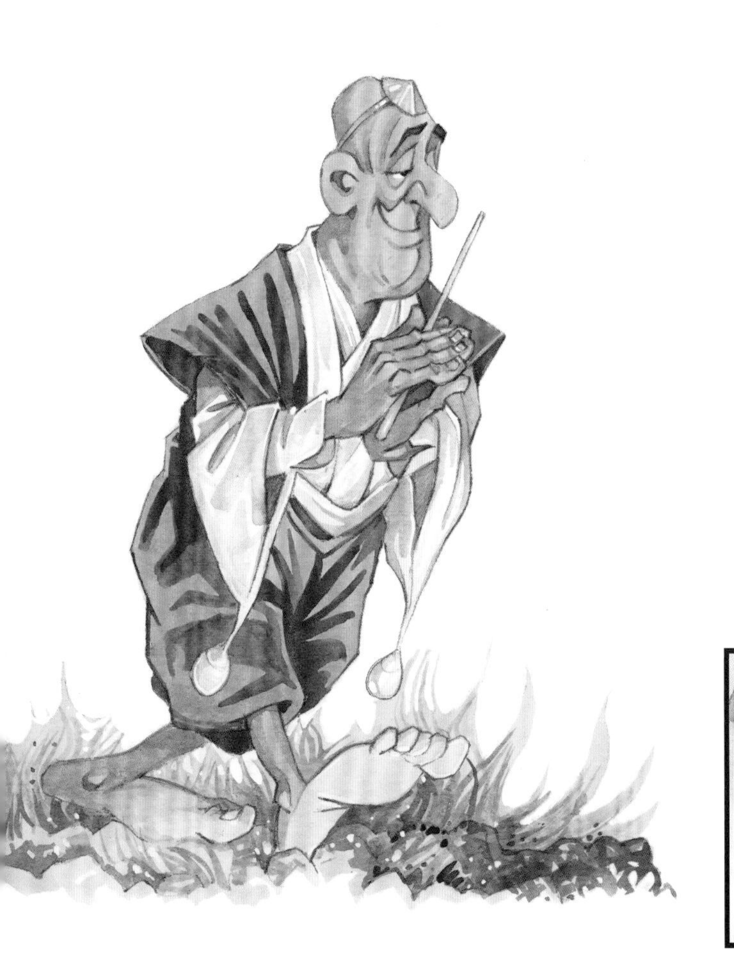

原来如此！

难受得心都痛了？说得太对了！爱、恨或者其他情感也会造成身体的疼痛。遇到这种强烈的情绪，大脑就会向身体其他部位发出信号，于是我们就感到了疼痛。

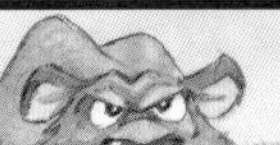

感受恐惧。我们不需要特意思考，疼痛会引导我们小心行事，留心危险的存在。面对凶猛的攻击和造成疼痛的险境，我们肯定会害怕得撒腿就跑！

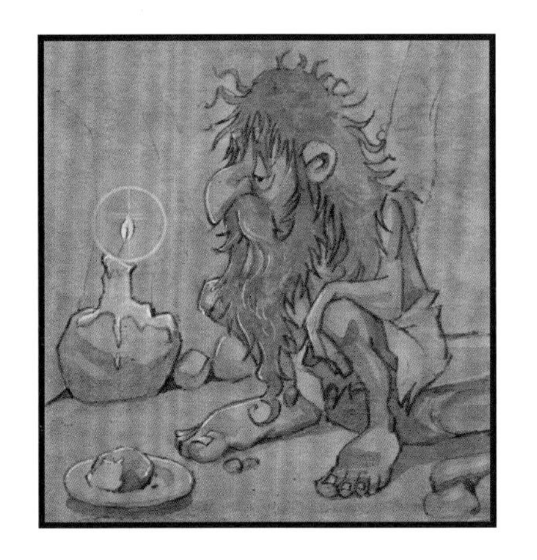

早期的基督教**隐士**放弃世俗的安稳，只为接近天堂。他们心甘情愿忍受寒冷、饥饿和疼痛。

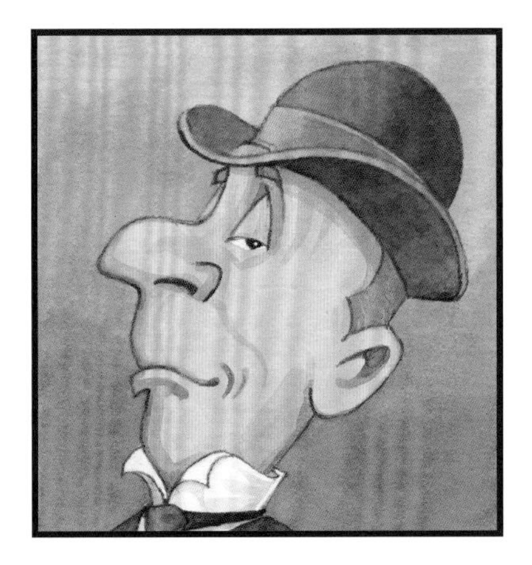

咬紧牙关。传统的英国男士在公共场合不喜欢显露自己的感受，他们宁愿默默忍受。

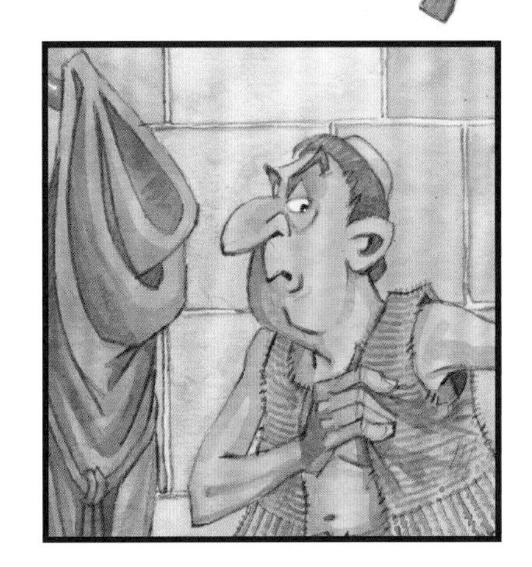

难以忍受！据说，中世纪的基督徒身穿扎人的粗毛衬衣惩罚自己，以示自己对罪过的忏悔。

无脑＝无痛？

作为人类，你可以进行思考、推理，也会从过往吸取教训，还会用语言表达想法和感受，这是因为人类有着复杂的大脑和敏锐的神经。那其他生物呢？它们的神经系统没有人类这么庞大、复杂和发达，它们会感到痛吗？它们疼痛的机理是怎样的呢？受伤会痛吗？精神上会痛苦吗？它们也有思想吗？目前，科学家掌握的信息还不足以下定论，但他们一直在努力寻找答案。

与人类一样，**鱼类**也有可以传递痛觉信号的神经。有些科学家认为鱼的大脑无法识别这些信号，所以鱼感觉不到痛。但也有些科学家持不同意见。

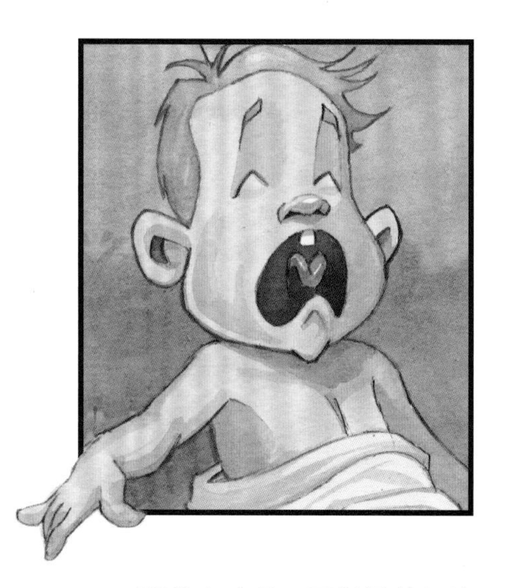

婴儿会痛吗？医学界曾经认为婴儿感觉不到疼痛，因为他们的神经系统没有完全发育好，这种认识到20世纪后才发生转变。

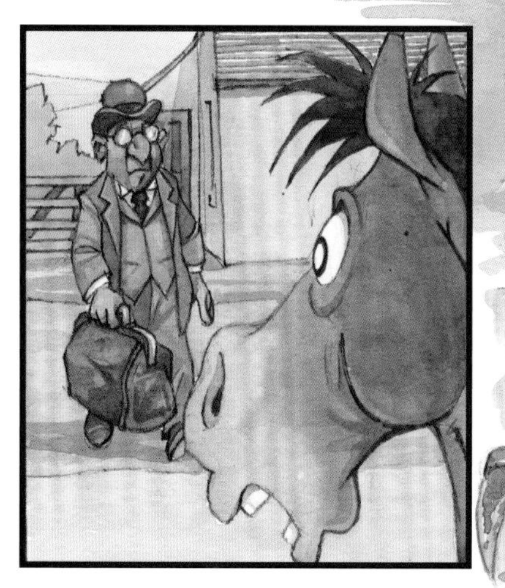

难以表达？因为动物难受的时候无法用语言表达出来，因此人们就曾认为动物不会感到疼痛。

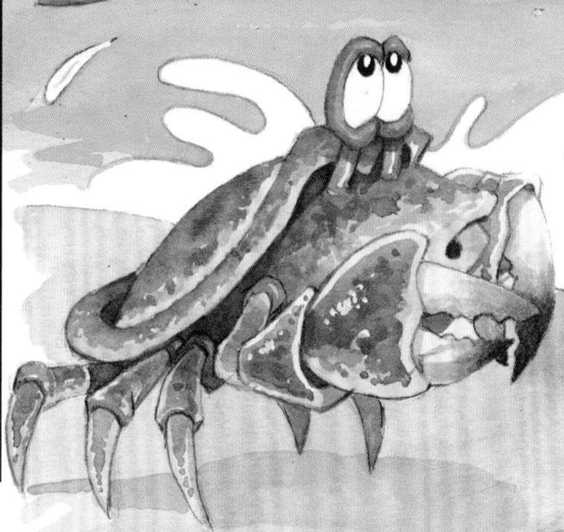

螃蟹等某些无脊椎动物也有感知痛觉的神经。

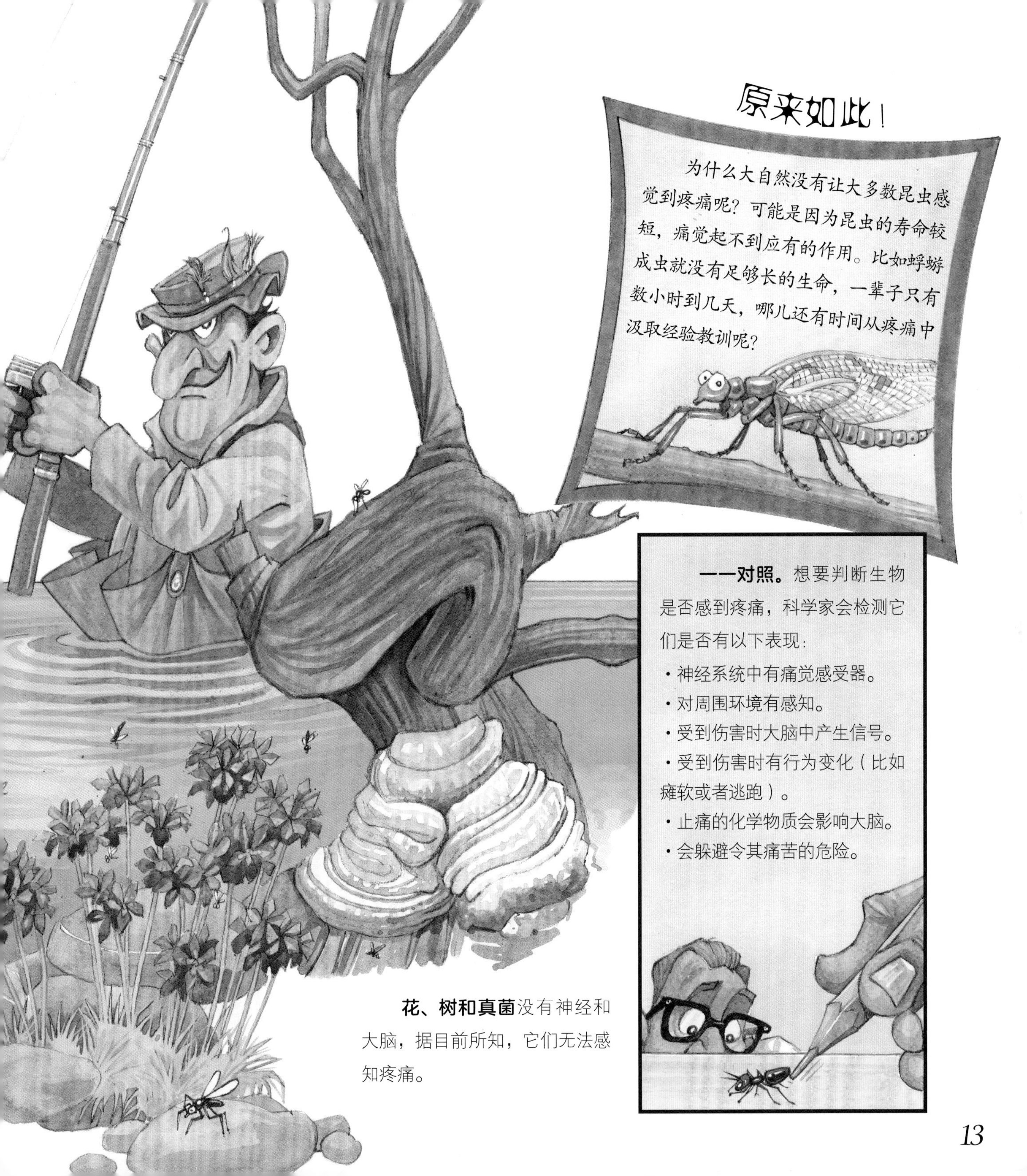

原来如此！

为什么大自然没有让大多数昆虫感觉到疼痛呢？可能是因为昆虫的寿命较短，痛觉起不到应有的作用。比如蜉蝣成虫就没有足够长的生命，一辈子只有数小时到几天，哪儿还有时间从疼痛中汲取经验教训呢？

——对照。想要判断生物是否感到疼痛，科学家会检测它们是否有以下表现：

- 神经系统中有痛觉感受器。
- 对周围环境有感知。
- 受到伤害时大脑中产生信号。
- 受到伤害时有行为变化（比如瘫软或者逃跑）。
- 止痛的化学物质会影响大脑。
- 会躲避令其痛苦的危险。

花、树和真菌没有神经和大脑，据目前所知，它们无法感知疼痛。

痛有什么意义呢？

了解了如何感知疼痛之后，我们很想知道究竟为什么需要疼痛。因为疼痛能保证我们的安全。不仅人类需要疼痛的提醒和保护，其他生物也是如此。整个世界都暗藏杀机——熊熊烈火、尖锐的石头等。疼痛提醒我们防范这些危险：当心！离得远点儿！注意！如果没有疼痛，我们随时有可能弄伤自己，甚至可能一不小心丢了性命。很多动植物需要把疼痛当作武器才得以存活。世界上如果没有疼痛，后果不堪设想。

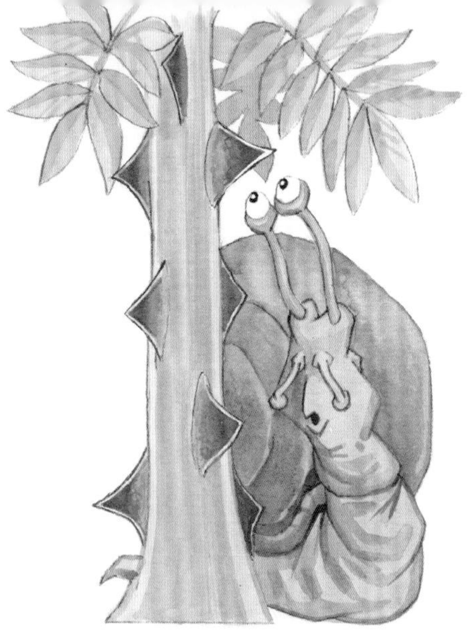

疼痛守护生命。植物长出刺儿来防御害虫。

教训多多。远古的人类和他们驯养的动物生活在危机四伏的世界里。他们从疼痛的教训中学习生存下去的技能。

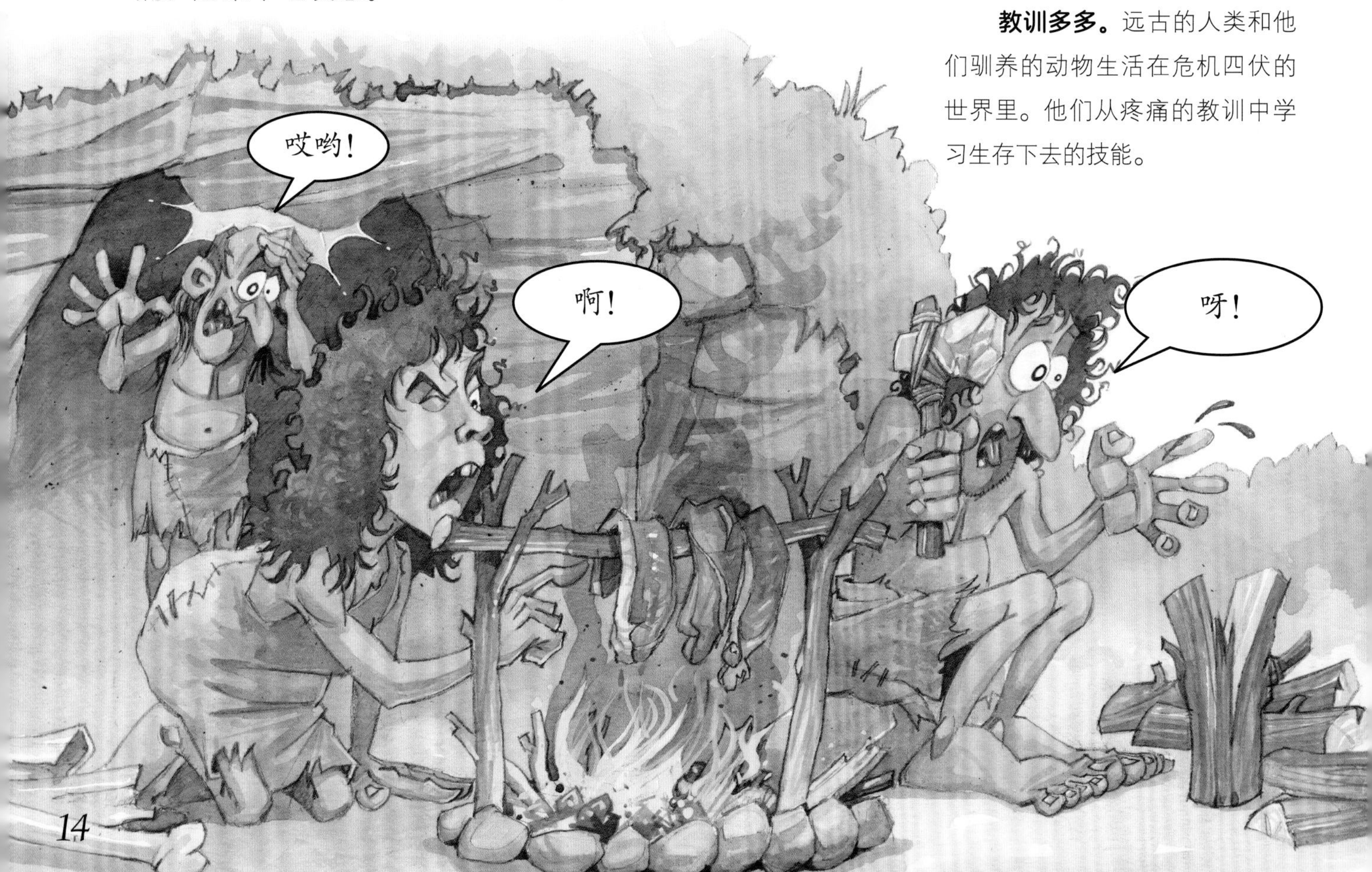

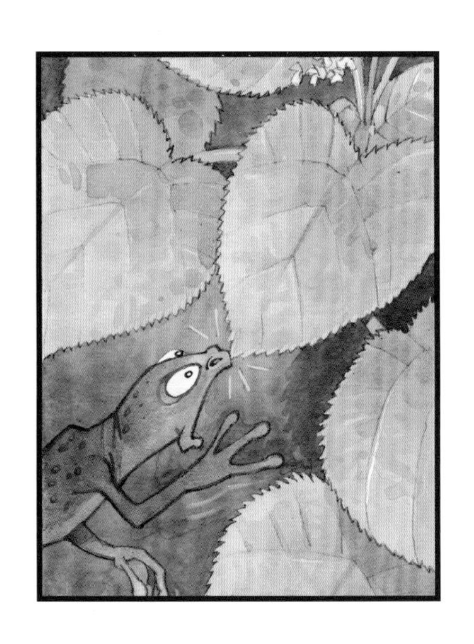

有毒的树。澳大利亚的金皮树叶子上长着有剧毒的毛刺儿。它能刺激人皮肤上的神经末梢，造成刺痒、肿胀和疼痛。

小巧却致命。微小而脆弱的小型生物，比如蜜蜂、黄蜂和蝎子，利用疼痛防御强大的敌人。它们分泌的毒液能给敌人造成痛苦甚至有致命危险。

看这里！

谨记痛苦的教训：晒伤提醒我们阳光太强，皮肤需要防晒；冻伤提示我们天气太冷，保暖才能免受严寒。这两种危险都得注意防范！

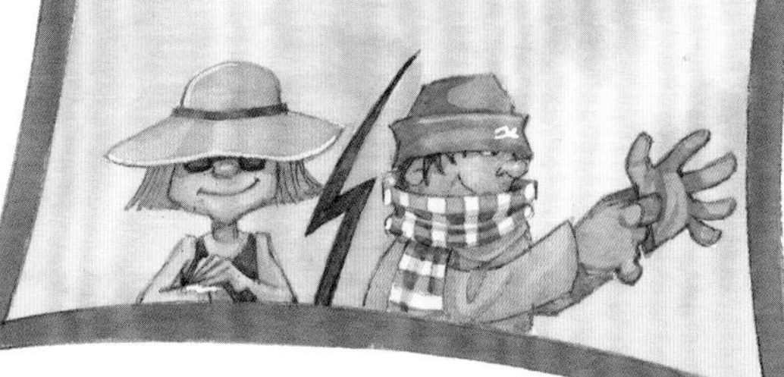

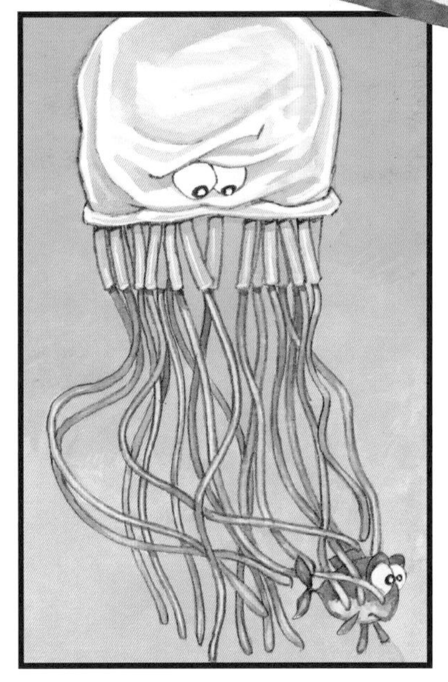

了不起的毒刺。狮鬃水母的样子非常松软飘逸，它没有能力战斗，也不大好逃跑。但它的刺儿能造成剧痛和麻痹。它是海底最危险的动物之一。

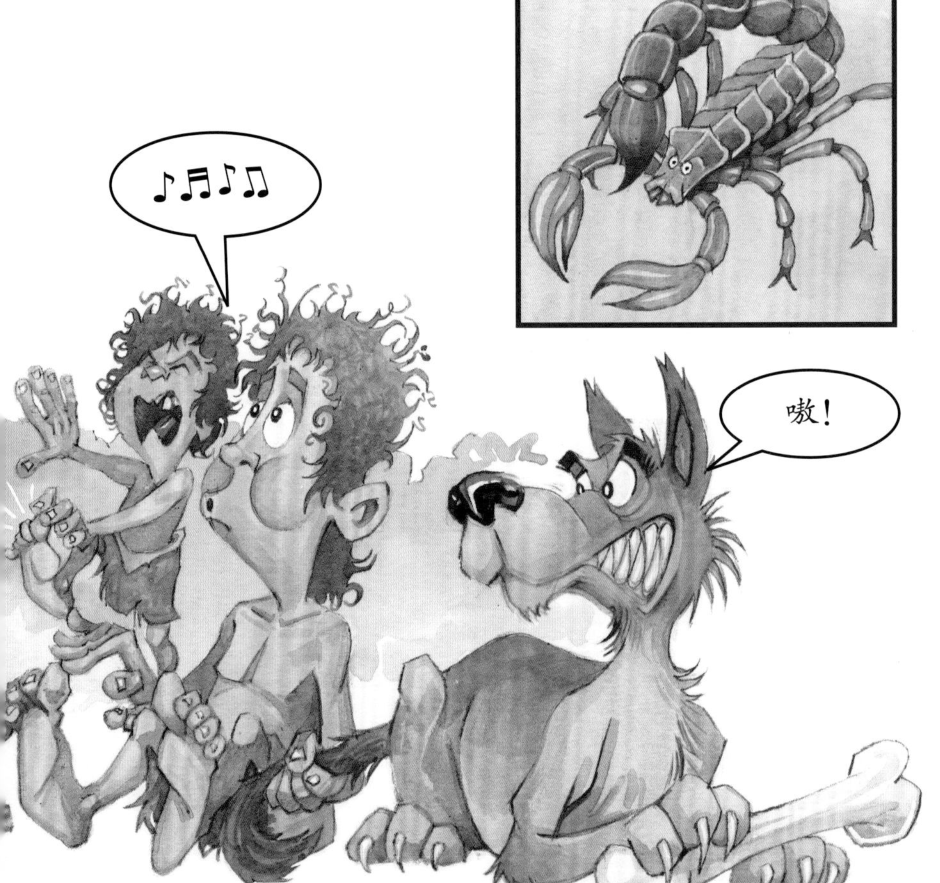

疼痛连接你我他

为什么疲惫或生病的时候想躺下休息？因为疼痛在扮演我们的保护者和老师！它教导我们在安静而安全的环境中休息有助于身体更快地恢复。疼痛让我们懂得爱护自己和别人的身体。假如谁敢做坏事或干蠢事伤害自己或他人，就等着吃苦果吧。如果人人都善良友好且通情达理，那么无论是我们的亲朋好友还是我们自己乃至整个社会的人都能生活得更安宁，并且免遭不必要的疼痛。

神奇的治疗魔法？很久以前，治疗师配制出神奇而神秘的药物。其实它根本治不了病，但能给病人带来希望和抚慰，让身体好受一点儿。

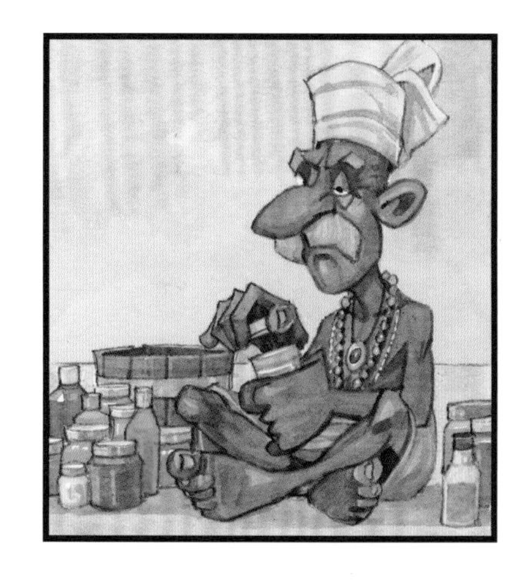

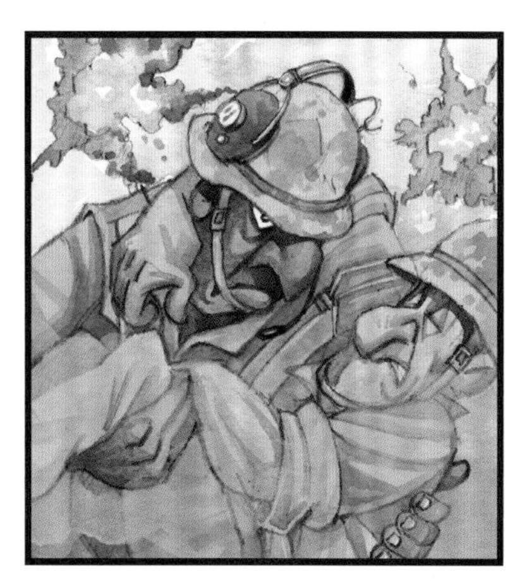

英勇的救星。战士冒着生命危险营救自己受伤的战友。他们希望自己遭遇不幸时同伴也能这么帮助自己。

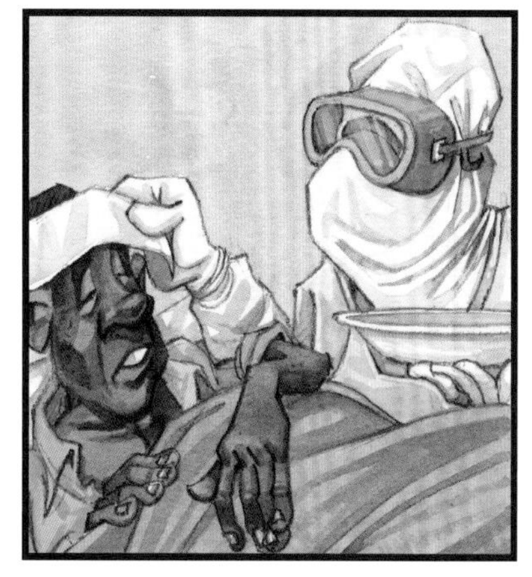

善念善举。关心他人的善意善举能为世界减少痛苦。比如面对致命的埃博拉病毒，那些勇敢的护士努力奋战，以防止更多人被传染。

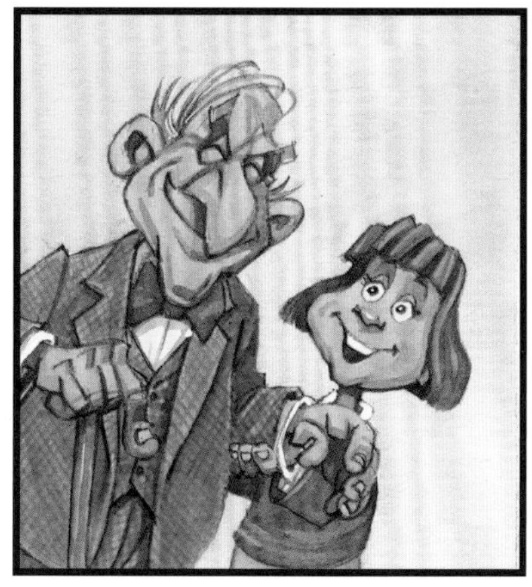

长大后，换我照顾您！小的时候，父母和祖父母照顾我们。作为报答，长大后我们也得照料年迈的他们。

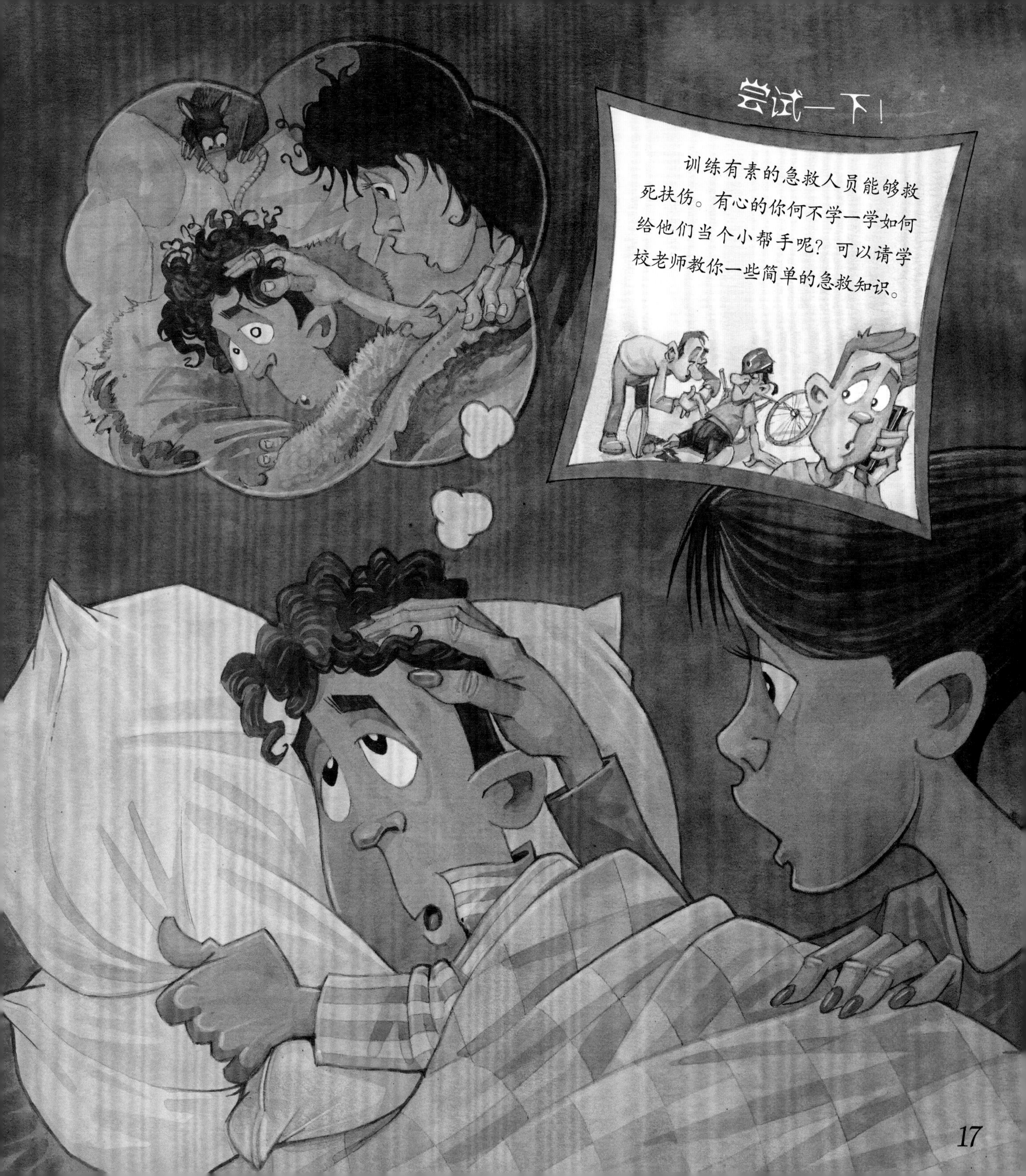
尝试一下！
训练有素的急救人员能够救死扶伤。有心的你何不学一学如何给他们当个小帮手呢？可以请学校老师教你一些简单的急救知识。

痛苦与快乐并存

踢完球赛后什么感觉？跳几个小时的舞又是怎样的感受呢？肯定累坏了吧，但同时也很快乐、很兴奋。当我们将身体机能调动到最佳状态的时候，神经系统就会分泌内啡肽来协助我们，这是一种特别的化学物质，是天然的镇痛剂，它会阻挡正常的电信号传至大脑，让我们忘记疼痛，感觉自己所向披靡！

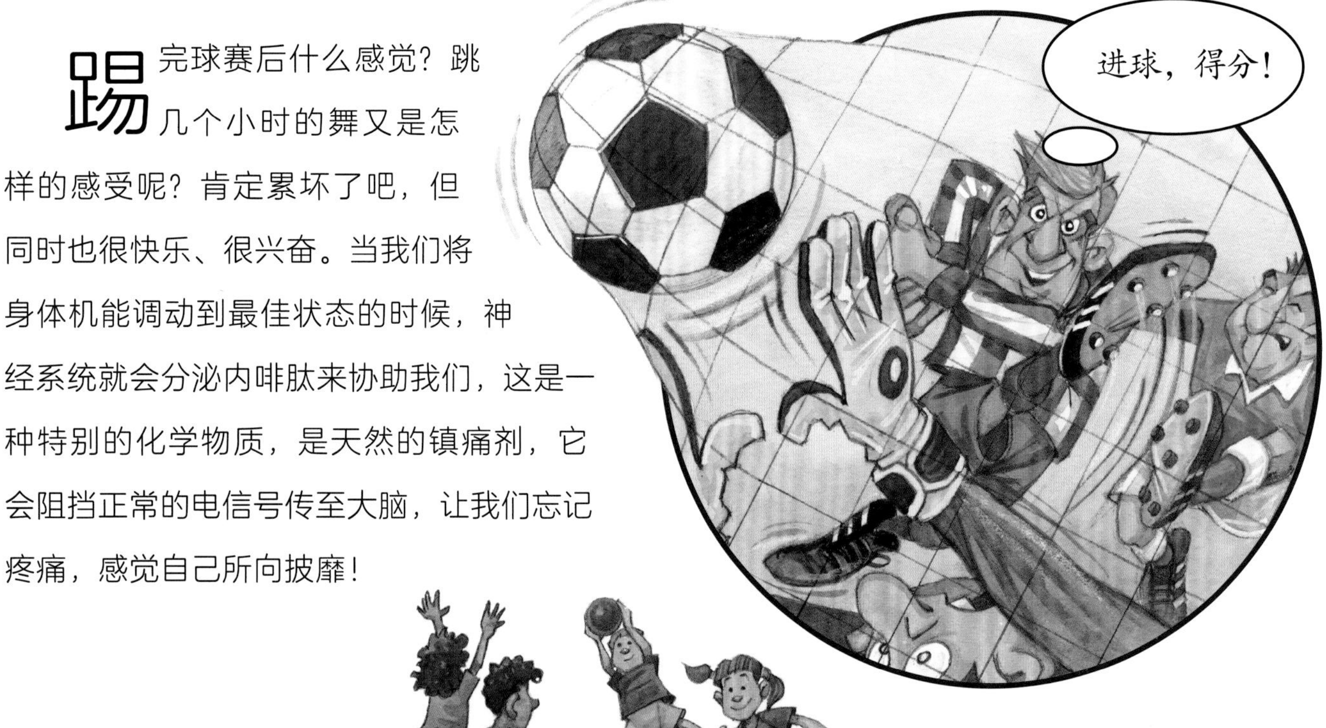

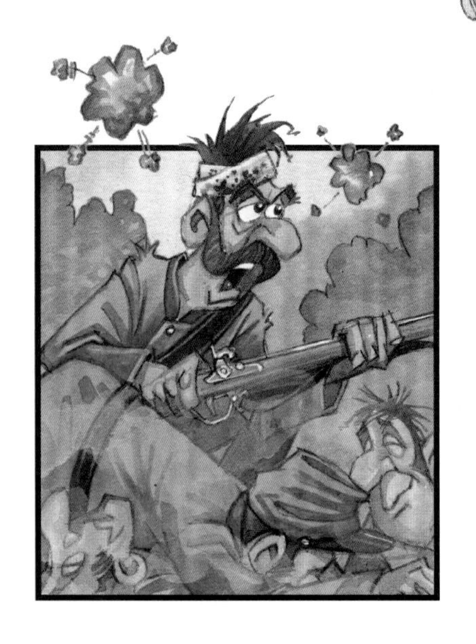

熊熊战火。战士有时候受伤了，自己却不知道，那是因为战斗的压力促进了内啡肽的分泌，让人有一种战无不胜的感觉。

能量补充剂。运动不仅有益健康，还能改善情绪。因为运动能产生内啡肽，使人愉悦、乐观而且有活力。

第二天

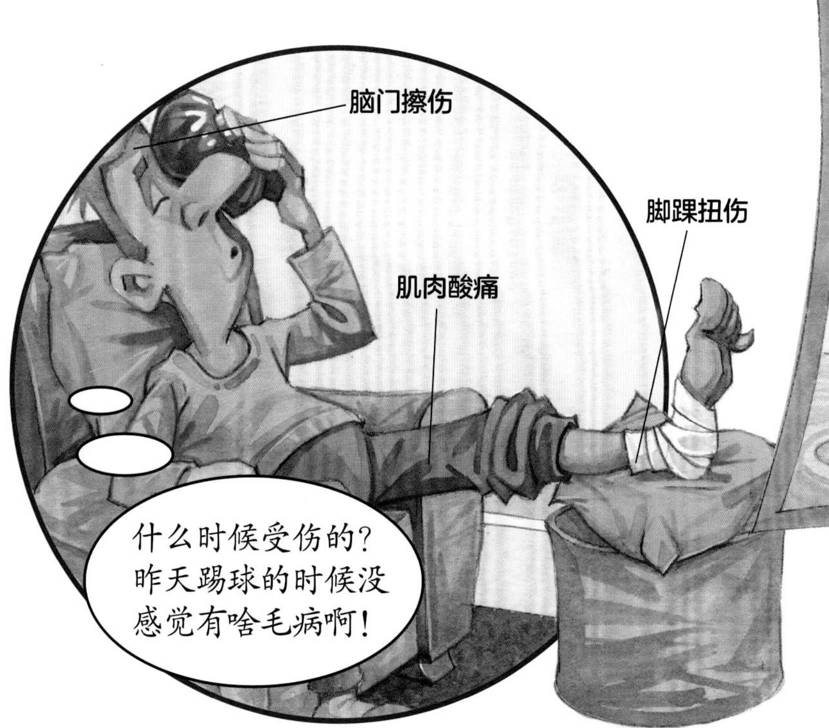

尝试一下！

有些人喜欢活力四射的集体运动，有些人则倾向于舒缓的运动。不论做什么类型的运动，重要的是让身体保持活跃。定期地进行轻度锻炼也是很有益处的。

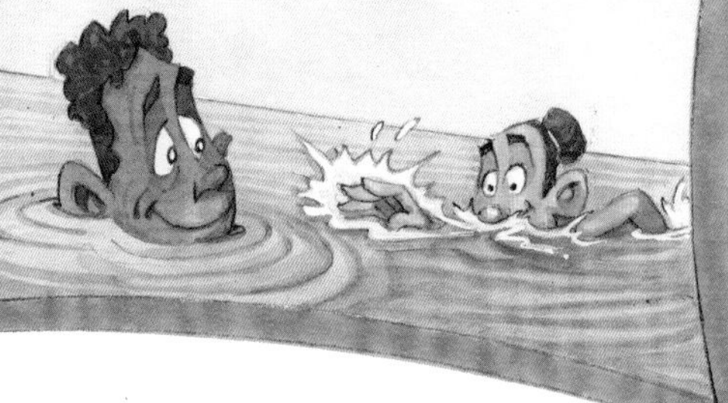

慢慢来！运动让我们保持健康和强壮，但是可不要过度运动！顶级的运动员都会警惕运动过度，避免因为内啡肽的镇痛作用而在不知不觉中受伤。

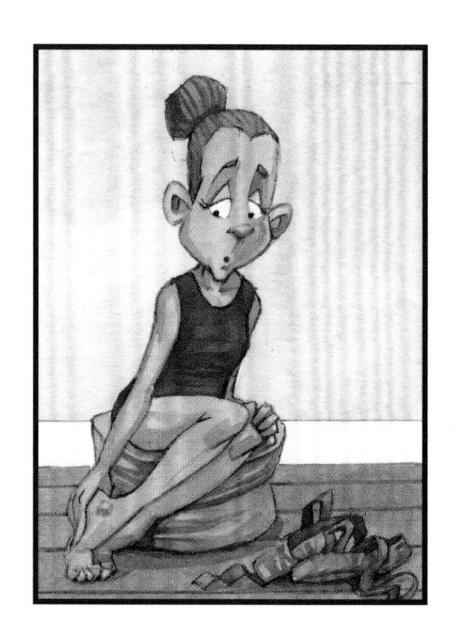

全情投入。舞蹈演员为了呈现出精彩演出，在舞台上就会全身心地投入，而内啡肽能让她们忘记脚上有伤。

勇往直前。对于登山运动员来说，攀登高峰时会分泌内啡肽，他们就有了勇往直前的决心和力量。

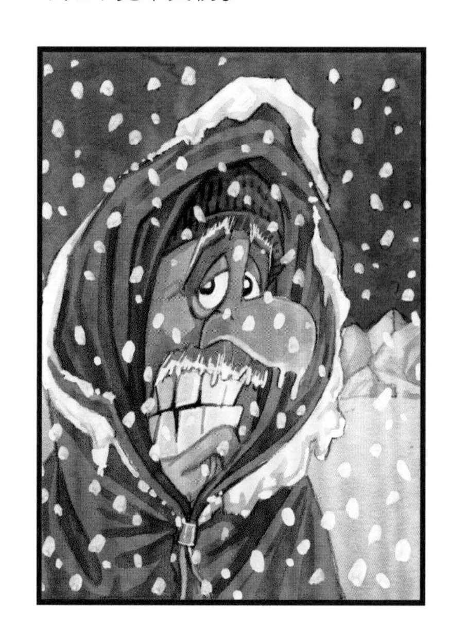

这样能止痛吗？

如果你生活在古代，疼痛可能都得忍着。你希望有什么东西可以缓解疼痛。但是有什么办法可选呢？那时止痛的药物可能有毒，把生命和疼痛一起消灭了；吵闹的乐声能让人忘记痛苦，却只能满足一时之需。不过有两种传统疗法似乎有点儿效果——针灸和温柔的抚摸，虽然当时没人知道其中的原理。如今，医生给出了解释，认为这两种方法都能阻断神经元向大脑传递疼痛的电信号。

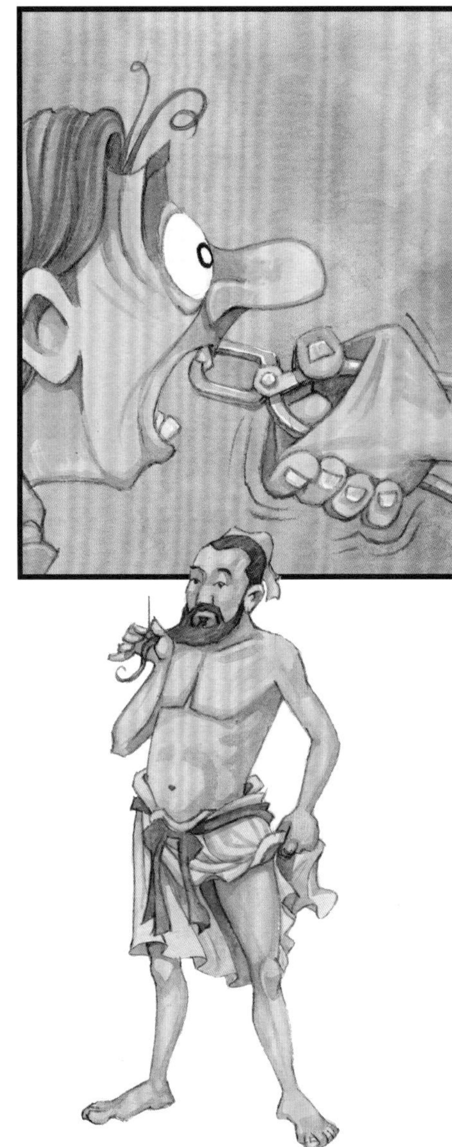

一觉不醒。有些地区的医生用止疼药浸湿海绵，让病人吸入海绵中雾化后的药物，起到催眠的作用。可惜，有些人却再也没醒过来！

痛则不通，通则不痛！使用至今的古代中国针灸疗法是在身体的特定穴位插入特制针具，或用艾绒等物熏灼经络穴位，疏通身体内的能量运行，以此缓解疼痛。

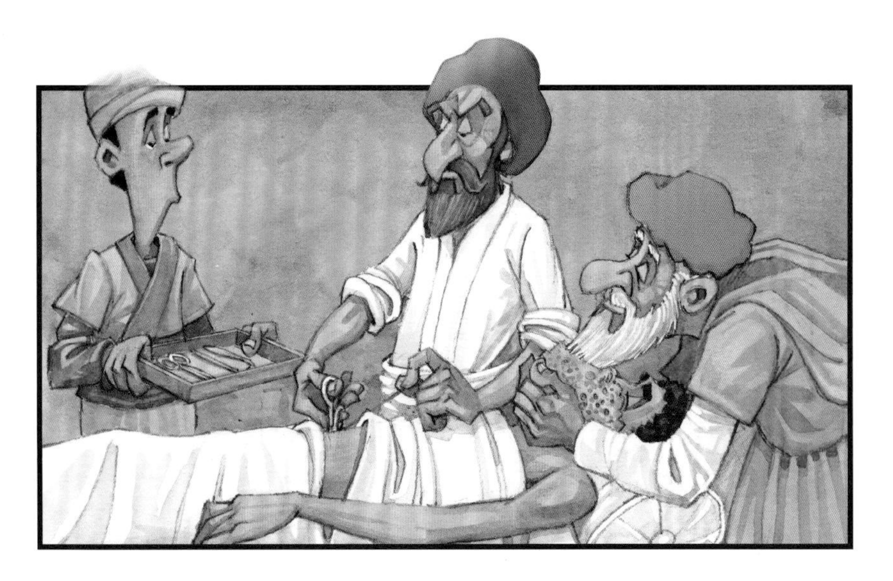

亲一亲就好了！几个世纪以来，孩子要是有什么疼痛，母亲都懂得用温柔的亲吻和拥抱来安抚。令人感到安慰的抚摸可以让我们放松、阻碍疼痛信号的传递，同时减少大脑中使我们对疼痛异常敏感的化学物质。

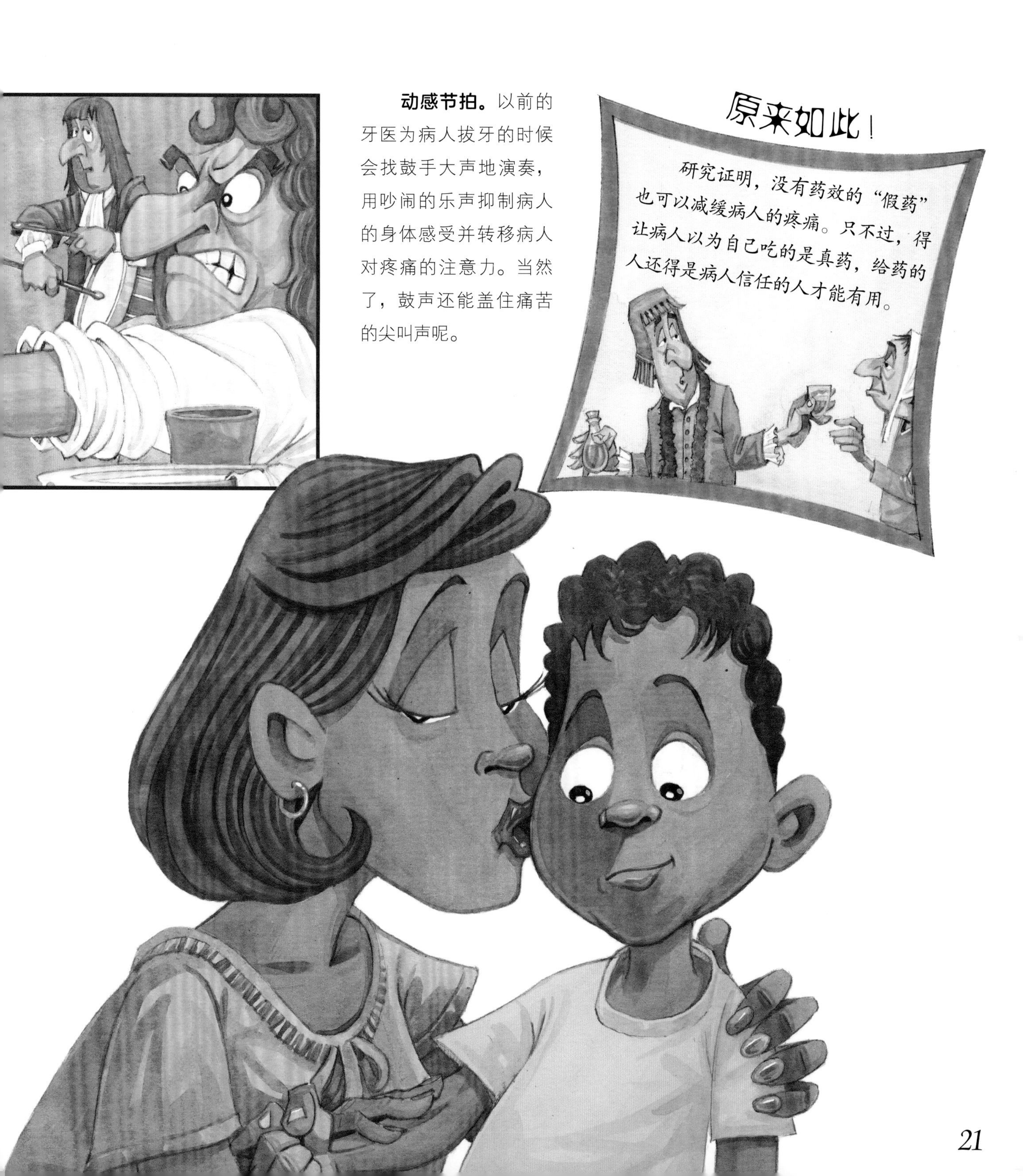

动感节拍。以前的牙医为病人拔牙的时候会找鼓手大声地演奏，用吵闹的乐声抑制病人的身体感受并转移病人对疼痛的注意力。当然了，鼓声还能盖住痛苦的尖叫声呢。

原来如此！

研究证明，没有药效的“假药”也可以减缓病人的疼痛。只不过，得让病人以为自己吃的是真药，给药的人还得是病人信任的人才能有用。

无痛新时代

1853年，英国维多利亚女王强烈要求并亲身体验了当时最先进的科学止痛药。人们纷纷效仿她的做法，开启了“无痛”药物的新时代。1500年左右，医生和科学家中的先驱者已经开始研发更好的止痛方法。他们用显微镜、化学品做实验，还四处搜寻止痛药材。1840年左右，终于实现了重大突破，研发出了能让病人失去意识而且完全感受不到疼痛的新麻醉药物。

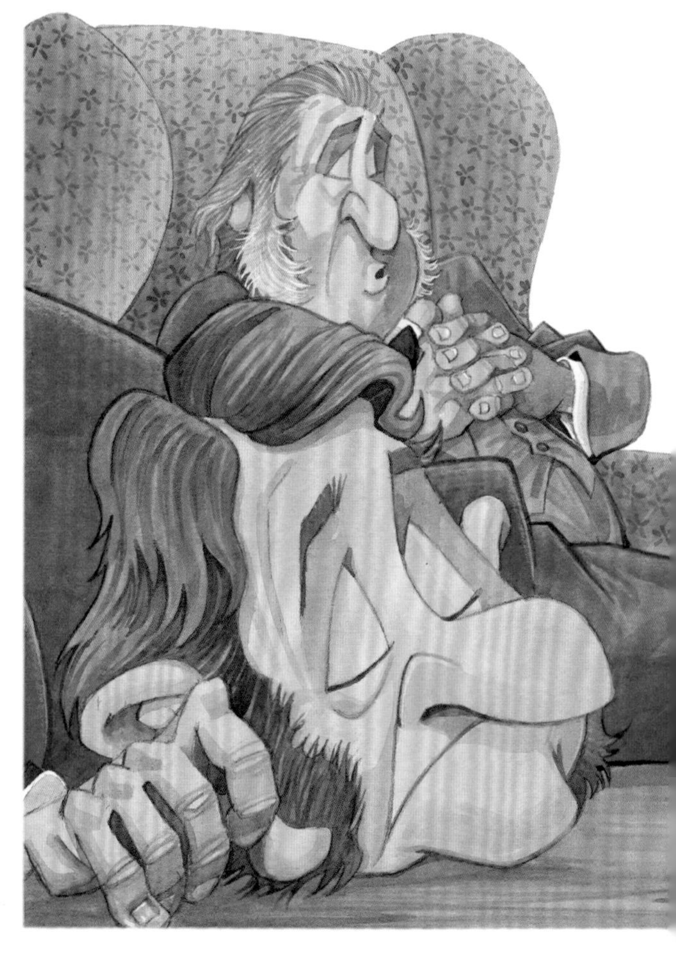

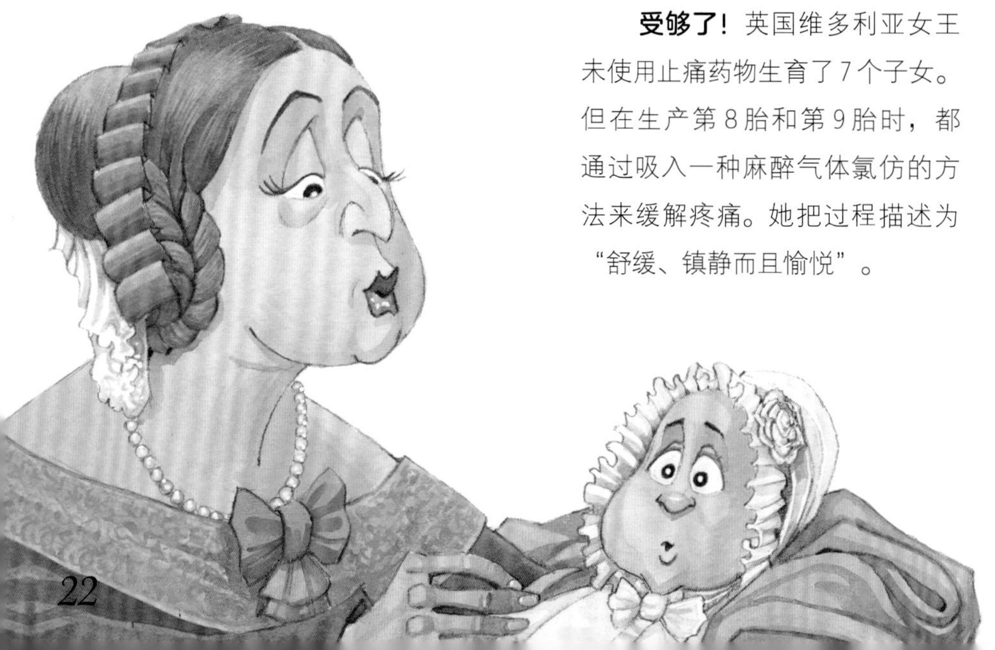

受够了！英国维多利亚女王未使用止痛药物生育了7个子女。但在生产第8胎和第9胎时，都通过吸入一种麻醉气体氯仿的方法来缓解疼痛。她把过程描述为“舒缓、镇静而且愉悦”。

800—1200年

病人吸入海绵里的某种高风险止痛药来实现催眠效果。

公元前600年

印度的医生通过燃烧草药，用烟雾催眠病人，缓解疼痛。

原来如此！
1779年，医生弗朗茨·梅斯梅尔发现了一种不同寻常的镇痛方法：催眠。梅斯梅尔让病人进入恍惚状态后，他们便感受不到疼痛，而且醒来后根本不记得发生的事情。

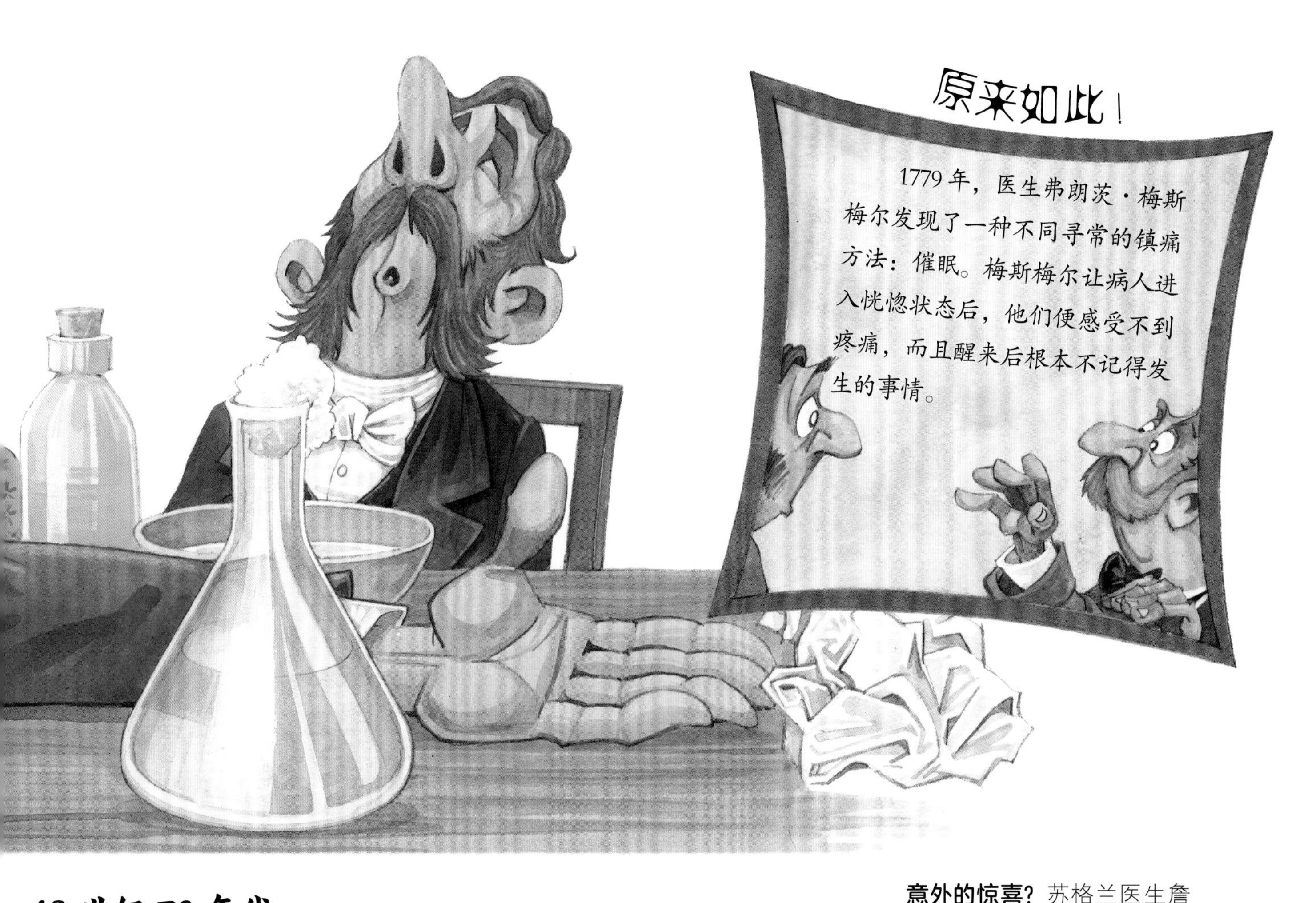

18 世纪 70 年代——19 世纪 40 年代

英国的顶尖科学家进行了麻醉剂实验。

1847 年

詹姆斯·辛普森发现了氯仿的麻醉用途。

1842 年

美国医生最早将麻醉气体用于外科手术中。

意外的惊喜? 苏格兰医生詹姆斯·辛普森决意找到新的麻醉剂，以减轻分娩、牙科手术以及外科手术中病人的痛苦，他在自己和好友的身上做实验。1847 年的一天夜里，他们吸入了液体的氯仿后马上就晕了过去，第二天早上才醒来。辛普森高兴极了，这就是他要找的新型止痛药。虽然当时偶尔出现死亡事故，但这种药物依然广受欢迎。还是现在的麻醉剂安全多了！

疼痛的现实

如今，在具备现代医疗服务的国家里，我们不觉得生活中处处都可能招致疼痛了。科学已为我们揭示了疼痛的来由和疼痛的机理，医生也能借助药物、麻醉手段和医疗器械来控制疼痛。和过去的人们相比，我们是相当幸福了。就算如此，我们也不可能完全摆脱疼痛，不过这并不是坏事！没有疼痛的生活将会充满困难和危险，甚至可能危及生命。信不信由你，但你绝不希望生活中没有丝毫疼痛！

家中存在的危险：
①被热水烫伤。
②被门夹伤。
③被利刃割伤。
④被炉子烫伤。
⑤被碎玻璃扎伤。
⑥蹦跳时摔伤。
⑦玩球时摔伤。
⑧起床时碰头。
⑨被散落的玩具绊一跤。
⑩被尖锐的织衣针扎伤。
⑪被宠物抓伤。
⑫被火烧伤。
⑬骑车发生意外。

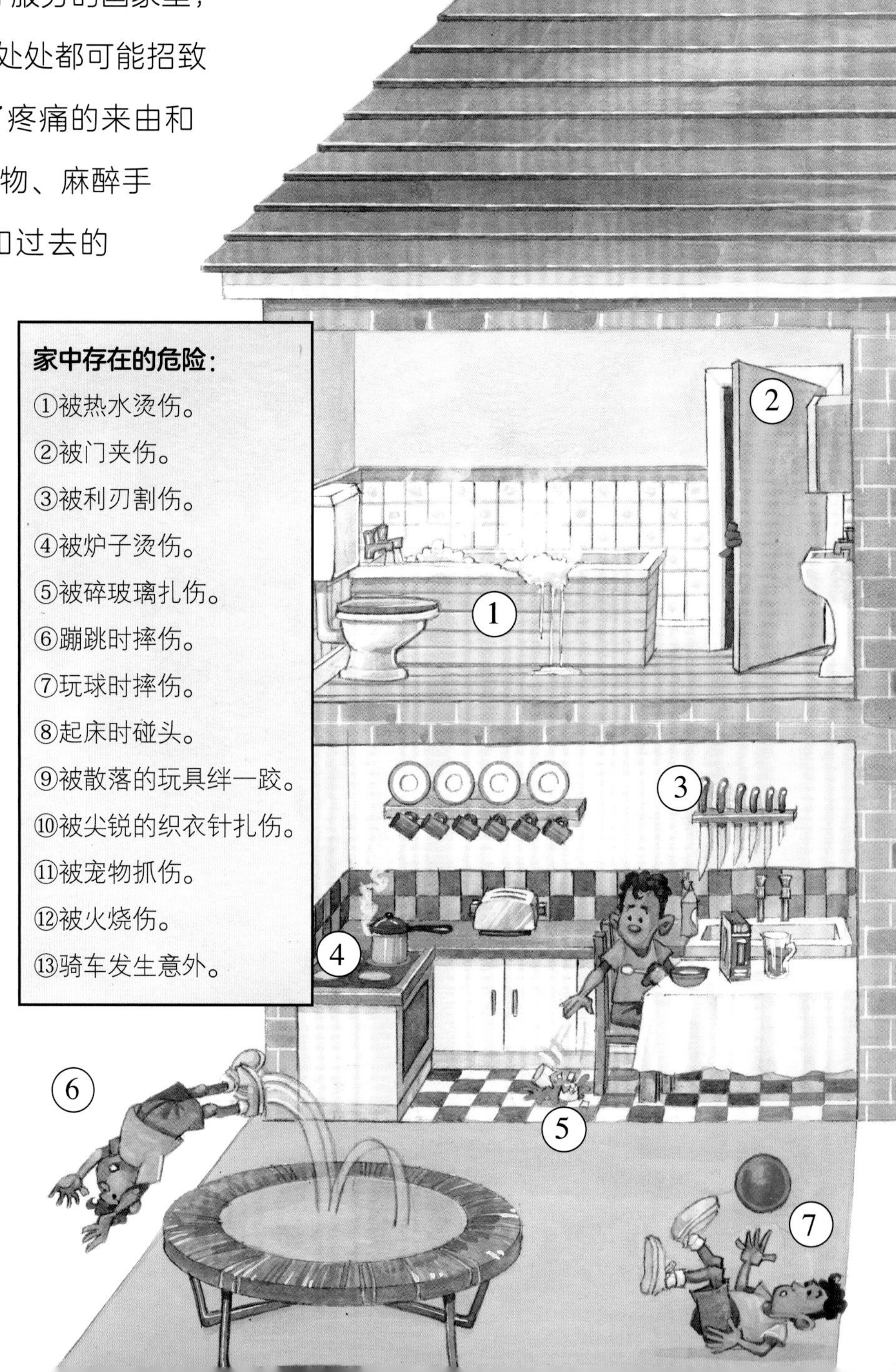

如果你感觉不到**疼痛**，舒适的家中将处处是陷阱；出门在外也可能被划伤、擦伤或者折断骨头，你却全然不知；生病了也不会去治；牙齿烂了也察觉不到；旅行、购物、运动或者做园艺也会危机四伏；甚至用刀叉吃个饭都不安全！

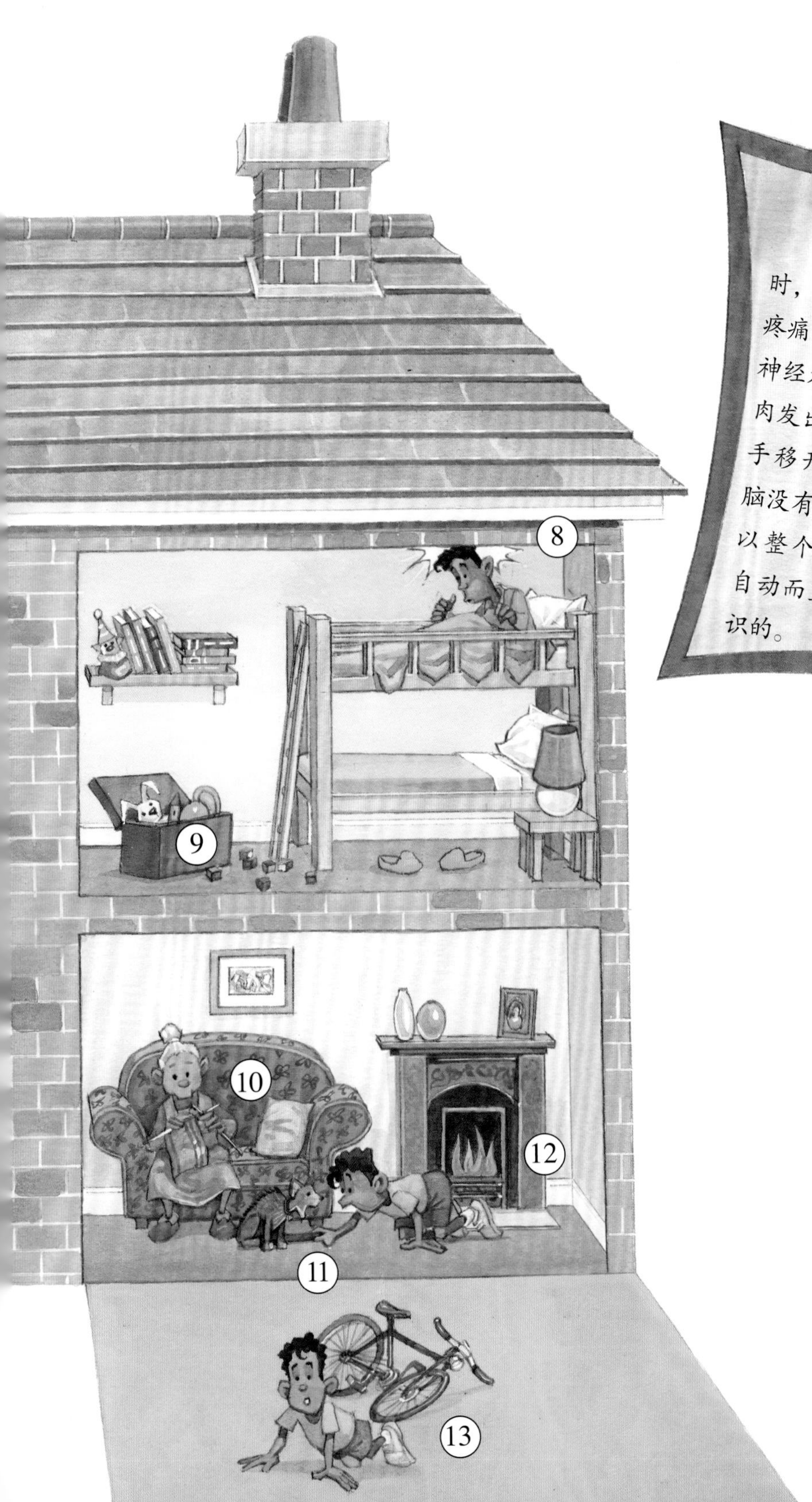

原来如此！

脊髓

我们摸到滚烫的物体时，身体是怎样反应的呢？疼痛引发信号将脊髓中的运动神经元激活，运动神经元向肌肉发出紧急信号，肌肉就会把手移开。因为大脑没有参与，所以整个过程是自动而且无意识的。

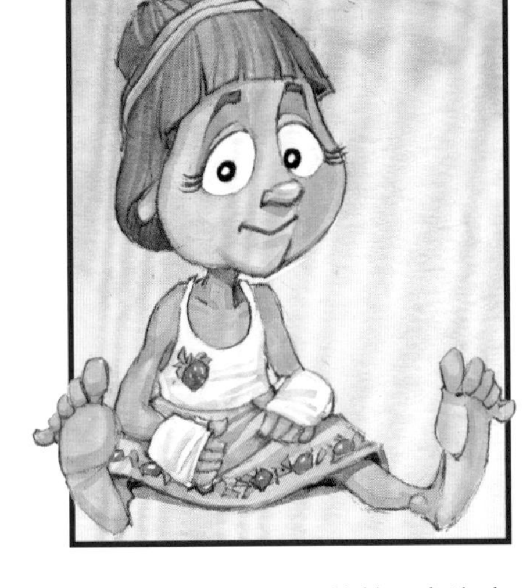

美国女孩儿**阿什林·布洛克尔**无法感到疼痛，她的生活中充满了难以预料的危险，科学家希望通过对这种罕见基因疾病的研究能推进一些病痛的治愈。

词汇表

催眠：治疗师所使用的一种技巧，让病人神志模糊（类似梦幻状态），对周围环境无意识，同时感觉不到疼痛。

毒液：动物叮咬或蜇刺时分泌的毒素。

脊髓：人和脊椎动物中枢神经系统的一部分，在椎管里面。

麻醉：使病人短时内不会感到疼痛。

内啡肽：天然的镇痛化学物，身体在运动或进行其他剧烈活动时分泌该物质。

神经递质：在神经元之间传递信号的化学物质。

神经元：神经系统内发送、传递信号的构造。神经元种类很多，负责传递疼痛、运动、触觉等不同信号。

受体：细胞边缘可以接收来自细胞外信号的部分。

树突：从神经元细胞体伸出的突起，较短而分支很多。

体液：古希腊的医生认为人体内含有四种体液：血液、黏液、黄胆汁和黑胆汁。任何一种过多或过少都会引发疾病。

突触：神经元之间的一种特殊的连接结构。

无脊椎动物：没有脊柱的动物，如螃蟹。

运动神经元：传递信号并控制身体活动的神经元。

针灸：一种中国传统的缓解疼痛和治疗的方法。

真菌：生物的一个类别（真菌界），包括蘑菇、酵母菌、青霉菌等。

轴突：神经元（神经细胞）的细长形突起，分支较少。

告诉医生，究竟有多疼……

如果你是医生，病人对你说“救救我！感觉有只大象压在胸口上面”，你会做何反应？你可能会赶紧救治，因为胸口痛是严重疾病的征兆。但无论是描述疼痛，还是理解他人的描述都没有那么容易。

我们能感受到疼痛，但是我们看不到、闻不到也无法拍成照片。疼痛很难测量，因为我们无从知晓自己对疼痛的感觉跟别人是不是一样。那么，究竟该如何了解别人的疼痛呢？这里有几个办法：

请病人根据自己疼痛的程度从 1 到 10 打个分，1 分表示轻微疼痛，10 分表示难以忍受的疼痛。

请病人给自己的疼痛打个比方，例如：“头疼得就像戴了紧箍咒一样。”“就像海浪席卷全身。”

请病人从下列词语中挑选出最符合自己疼痛的词语。你还能再想出其他词语吗？

急性，坐立不安，烦躁，心烦，火辣辣，慢性，痉挛，隐痛，极度痛苦，持续，钝痛，刺痛，严重，撕裂，刺骨，胀痛，激烈，难受，烫伤，剧痛，闪痛，钻痛，蜇痛，麻痛，搏动性，剧烈，强烈……

灵活运用以上词语，我们就更容易向他人描述自己的痛，病人就能够得到医生及时而且对症的救治。

止痛妙招

对有毒的止痛药没有好感？试试这些可以减轻疼痛的非医学手段吧。

• 按摩是世界上最古老的止痛技法之一，可以促进肌肉放松和血液循环，同时可以阻断疼痛的信号传递至大脑。

• 放松是缓和紧张感、辅助应对疼痛的有效办法，可以帮助入睡、恢复元气、减轻焦虑。

• 多做白日梦！利用你的想象力可以暂时远离疼痛，想象优美的风景或者令你愉悦的事物，比如家人或朋友。

• 忘记疼痛！读一本好看的书、演奏音乐、沉浸于你的爱好中或者出门散散步，都可以分散注意力，从而忘记身上的疼痛。

• 把疼痛都赶跑！与针灸类似，指压法通过按压身体特定部位，实现能量的平衡并阻断疼痛信号的传递。

• 舒心健体。太极拳（古老的中国武术）和瑜伽（来自印度）等舒缓的运动有助于保持镇静、提高平衡能力、增强力量。

• 数据来帮忙！生物反馈仪器让病人学会控制心率、呼吸和血压，可以帮助他们应对压力、减轻疼痛。

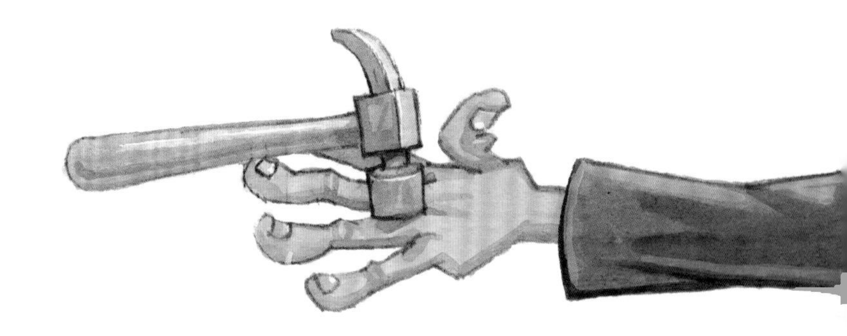

你知道吗？

- 生活在热带海域里的鸡心螺有着极度致命的毒液，这种毒液可以阻止疼痛信号传递至大脑。科学家正在利用它毒液的这一特性研制新的止疼药物。

- 失去胳膊或者腿的人时常感到旧肢位置疼痛，这里面的原因尚不明确，但可能是大脑误以为那只胳膊或腿还在原处。

- 过去做手术没有麻醉，病人疼痛难忍，所以那时有个说法：最好的医生不是最聪明的医生而是动作最快的医生。

- 南美洲古印加文明的祭司会咀嚼叶子获得止疼的化学物质，然后将汁液吐到病患的身上去！

- 古埃及对付疼痛的办法是借助尼罗河里的电鳗，电鳗释放的轻微电击可以阻断疼痛信号的传递。

- 最早的可乐含有较强的止疼药物。咖啡中的物质有时也可以缓解轻度疼痛。吃东西的时候大脑会关注食物而不会那么注意疼痛，所以美食也可以缓解疼痛。

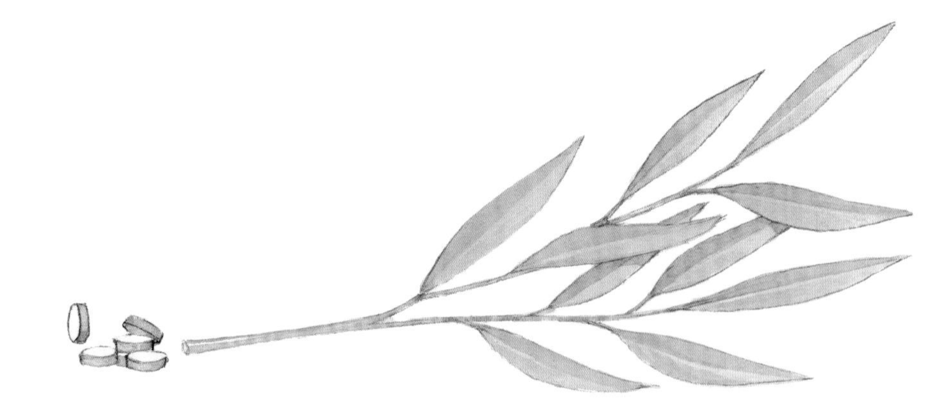

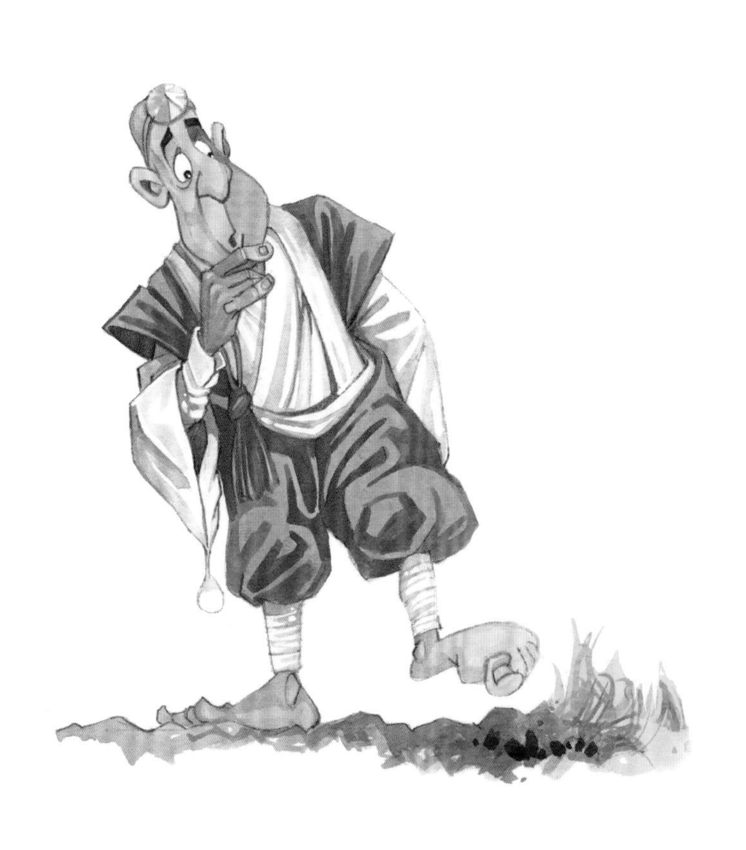

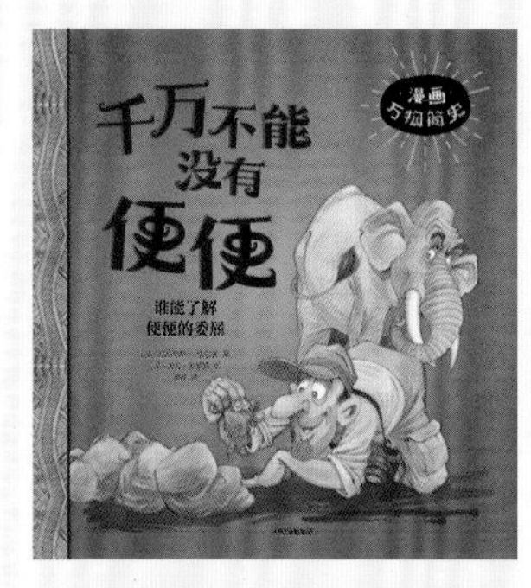

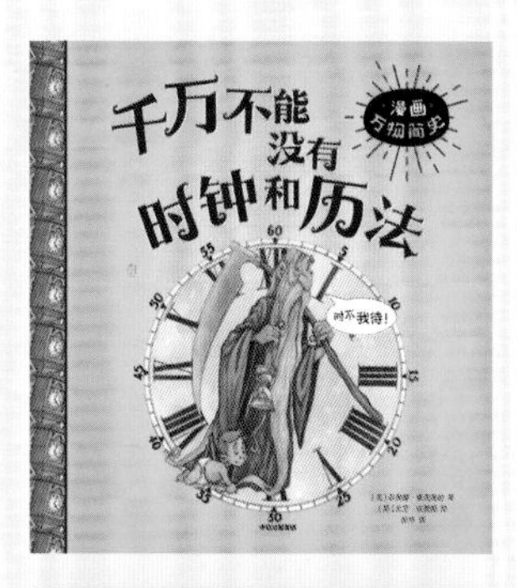

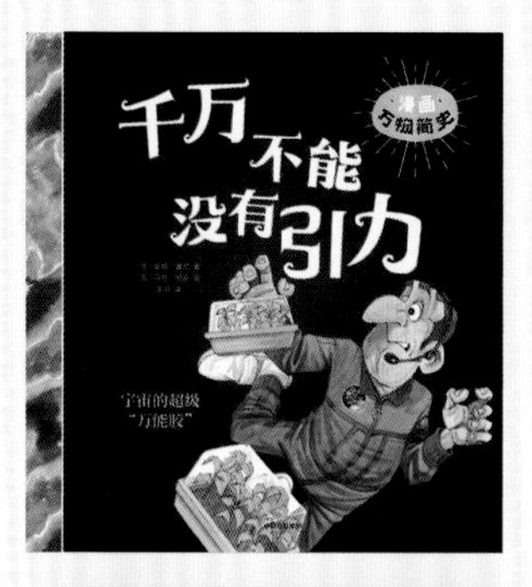

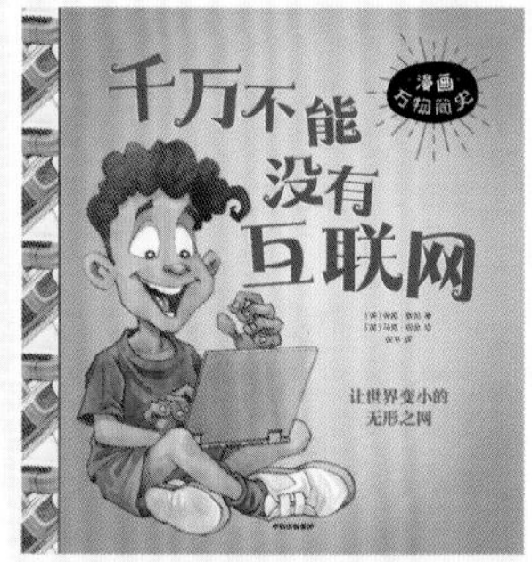

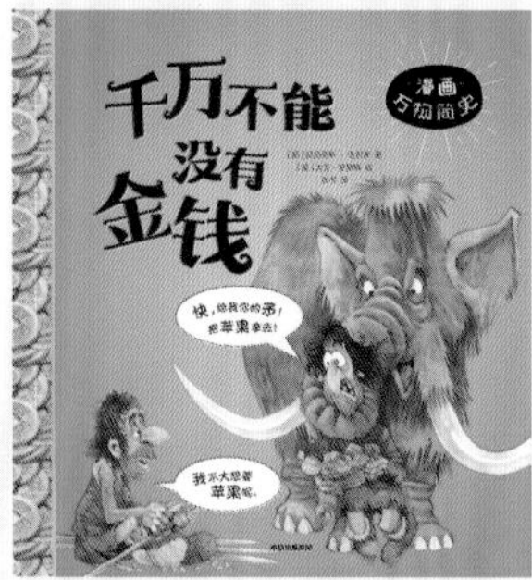

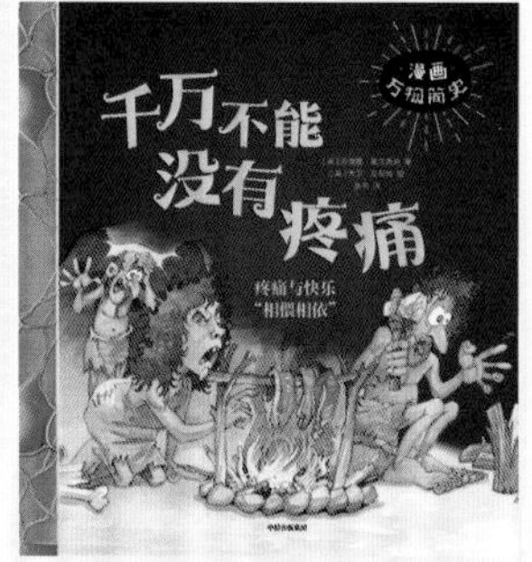

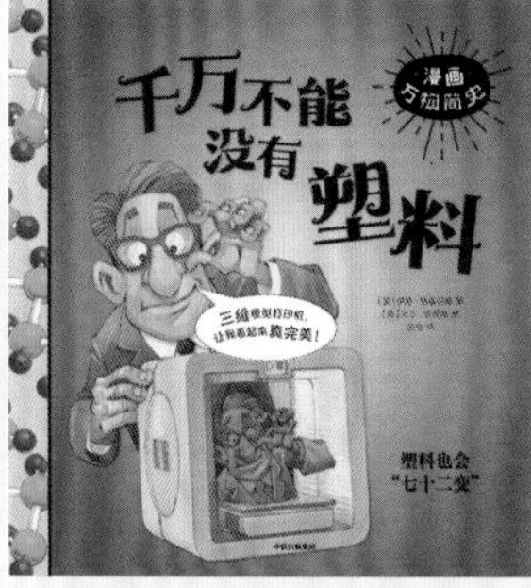

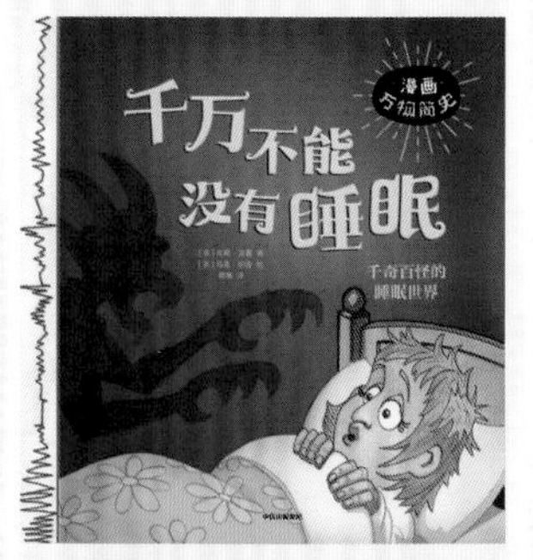

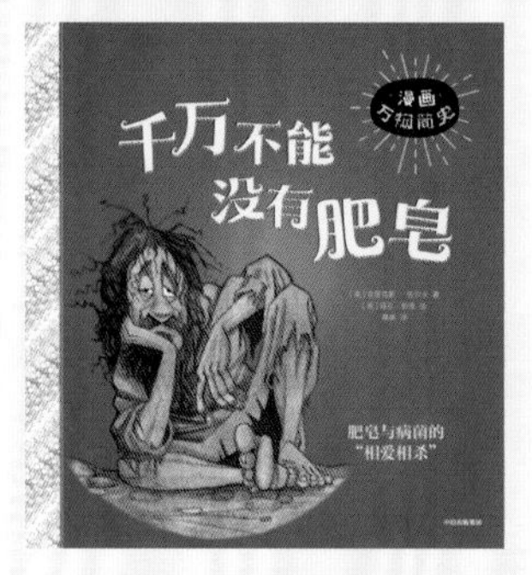

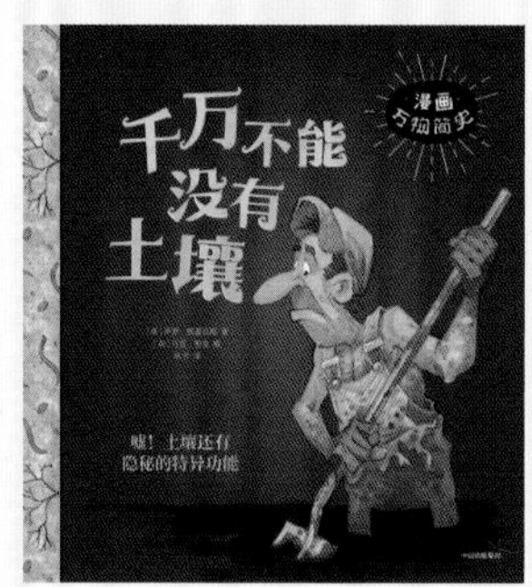

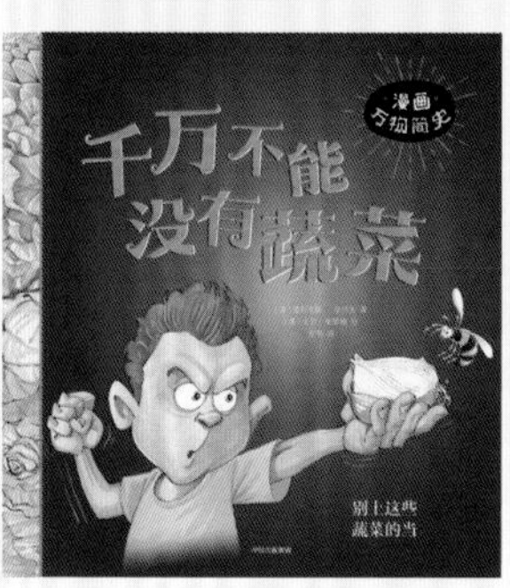

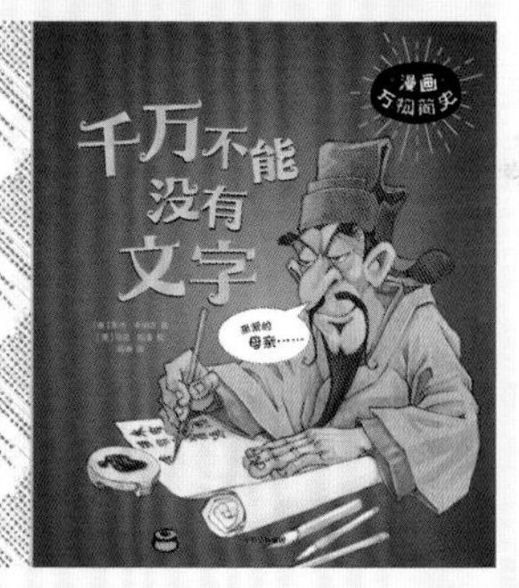

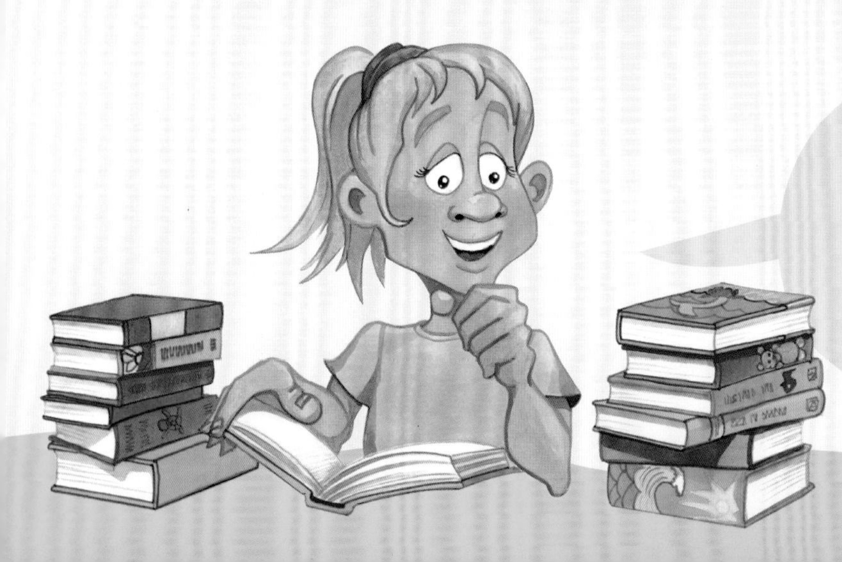

12个我们熟悉又极易忽略的事物，有趣的现象里都藏着神奇的科学道理，让我们一起来探寻它们的奥秘吧！